DO CHOCOLATE LOVERS HAVE SWEETER BABIES?

THE SURPRISING SCIENCE OF PREGNANCY

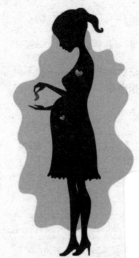

U0231729

孕味魔方

古怪而有趣的孕期那些事

[美] 耶拿·平科特◎著   马良坤   张素菡◎译

清华大学出版社
北京

Do Chocolate Lovers Have Sweeter Babies? The Surprising Science of Pregnancy by Jena Pincott

Authorized translation from the English language edition titled DO CHOCOLATE LOVERS HAVE SWEETER BABIES? THE SURPRISING SCIENCE OF PREGNANCY by JENA PINCOTT, published by Free Press. Copyright © 2011, Jena Pincott. This Simplified Chinese translation published by arrangement with The Grayhawk Agency Ltd., The Cooke Agency International and Rick Broadhead & Associates Inc.

Simplified Chinese edition copyright © 2018 by Tsinghua University Press

本书由自由出版社出版的耶拿·平科特所著的以上英文版图书翻译出版。中文简体字版由光磊、库克国际代理公司和里克·博德海德公司共同代理版权。

北京市版权局著作权合同登记号　图字：01-2018-5931

本书封面贴有清华大学出版社防伪标签，无标签者不得销售。

版权所有，侵权必究。侵权举报电话：010-62782989　13701121933

图书在版编目（CIP）数据

　　孕味魔方：古怪而有趣的孕期那些事 / (美) 耶拿·平科特著；马良坤，张素菡译.—北京：清华大学出版社, 2018
　　书名原文: Do Chocolate Lovers Have Sweeter Babies? The Surprising Science of Pregnancy
　　ISBN 978-7-302-51161-8

　　Ⅰ.①孕…　Ⅱ.①耶…　②马…　③张…　Ⅲ.①妊娠期－妇幼保健－基本知识　Ⅳ.①R715.3

　　中国版本图书馆CIP数据核字（2018）第207631号

责任编辑：肖　路
封面设计：施　军
责任校对：刘玉霞
责任印制：杨　艳

出版发行：清华大学出版社
　　　　　网　　址：http://www.tup.com.cn, http://www.wqbook.com
　　　　　地　　址：北京清华大学学研大厦A座　　邮　　编：100084
　　　　　社　总　机：010-62770175　　　　　　　邮　　购：010-62786544
　　　　　投稿与读者服务：010-62776969, c-service@tup.tsinghua.edu.cn
　　　　　质量反馈：010-62772015, zhiliang@tup.tsinghua.edu.cn
印　装　者：三河市龙大印装有限公司
经　　销：全国新华书店
开　　本：148mm×210mm　　印　张：9.5　　字　　数：203千字
版　　次：2018年9月第1版　　　　　　　印　　次：2018年9月第1次印刷
定　　价：49.00元

产品编号：078538-01

前　言

　　一个春天的夜晚，就在孕中期快结束的时候，我突然梦见自己流产了。我蜷缩着身子醒来，胸口微微出汗。月光下，窗帘轻轻地摇曳着，屋顶的吊扇也懒洋洋地打着转。我不禁回忆起那支离破碎的梦：一个调皮的宝贝，面色粉红，朝着一片美妙无比的风景奔去；那可爱的小家伙大笑着，叫喊着，跳着康康舞（一种高踢大腿的法国式舞蹈）；我紧追着他，笨拙地喘着粗气。

　　"每个孕妇都是一个独立的个体，她们被一股来自于自身的黑暗神秘力量所控制。"女权主义作家卡米拉·帕格利亚（Camille Paglia）认为"所谓生命的奇迹就是顺其自然地走自己的路"。在怀孕期间，我有时会感觉自己就像在做梦一样，理性不再起任何作用，我被冲动和食欲所控制。我经常问自己：如果不是我，又是谁在操控一切呢？

　　是胎儿，至少在某些方面、某些时候是这样的。这有助于解释怀孕中一些奇怪的现象，例如为何我们对曾经喜爱的美食嗤之以鼻（再见了苦涩的蔬菜，再见了沙丁鱼），而更喜欢童年时的甜食或简单的食物。有些人会发现自己被安全和熟悉的事物所吸引。为什么我们会重新渴望与母亲、兄弟姐妹及女性朋友建立联系？是什么使我们失去了锋芒，变得不那么开放，甚至对外来和新奇的事物不再相信？为什么我们突然能够从别人脸上轻易地读出恐惧、焦虑和愤怒？激素是这些变化的幕后推手。

那么激素的背后又是谁呢？是胎儿和他的大使——胎盘。改变母亲的行为是胎儿为了安全、营养和健康保护自己的一种方式。

我在怀孕前就开始为写这本书查阅资料。当宝贝女儿在我体内长大时，我开始写这本书，并在产后几个月内完成了它。我将这段时期的感受大致写成9个章节。作为一个科普作家和一个准妈妈，我一直被那些与科学相关的问题所吸引。这些问题有的实用一些，有的则异想天开；有的常见一些，有的则比较前沿；内容涉及孕产科学：为什么我的梦如此生动？我现在吃的东西会不会影响孩子的口味？压力会让宝宝变得更敏锐还是更迟钝呢？怀上女孩而不是男孩，会有什么不为人知的原因吗？几个月过去了，越来越多的问题出现了。我问自己真的怀孕了吗？真的有"父爱基因"存在吗？又是什么塑造了母性本能呢？我在想为什么大家都会认为新生儿长得像父亲。我还好奇地想丈夫将来是不是有可能给孩子哺乳。顺便问一下，母乳喂养的婴儿真的更聪明吗？为了找到答案，我查阅了数百篇经过同行评议的研究报告。进化心理学、生物学、社会科学、神经科学、生殖遗传学、内分泌学，这些学科都与怀孕有关，我大量地借鉴了它们。

随着我的研究越来越深入，科学也变得越来越不可思议。我弄明白了为什么伴侣的气味会变得令人厌恶，以及为什么还是应该与他做爱。经常有准父亲发现自己不知不觉地胖了起来，有时候还可能会出现呕吐。这是由他们体内的激素引起的。那么是什么触发了这些激素呢？可能是我们、我们的行为，甚至是那些只有在怀孕时才会产生的化学信息气味。

怀孕的女人比她自己想象得更有力量。我们的祖先相信，在怀孕期间我们所做的、想的、吃的和其他经历的事物都会影响子宫中的胎儿。越来越多的证据表明这是真的。新生儿并不是一张白纸。因此科学家们认为很多问题都是值得研究的：女性怀孕期间吃巧克力是否会让宝宝具有更甜美的气质？为什么孩子天生偏爱母亲的口味和语调？以及为什么保持竞争优势的准妈妈能使宝宝的头脑变得更敏锐。母亲对胎儿的影响可能在怀孕的时候就开始了，就像后面书中所描述的那样。为什么强势的女人更容易生男孩，而瘦弱的女人更容易生女孩呢？

这本书探讨了表观遗传学这一迷人的新领域。最近这项新兴科学的研究揭示了某些因素（血糖、压力和激素水平、接触毒素）是如何在不改变胎儿基础基因序列的情况下，对胎儿的基因表达进行改变的。表观遗传学解释了为什么当母亲暴饮暴食、子宫含有过多的糖和脂肪时，从中发育长大的孩子，以后有可能会变得更容易饥饿、更肥胖，甚至拥有更多其他烦恼。它让我们明白了为什么使胎儿感到疲惫是不明智的、为什么吸烟和饥饿具有很大的破坏力，以及为什么我们的母性本能在一定程度上取决于童年时受到的待遇。表观遗传效应甚至可能在几代人之间产生共鸣。例如，如果你在怀孕期间吃了高脂肪的食物，你的孩子和孙子就可能会遗传糖尿病的患病倾向。你母亲在你还只是胚胎时的饮食习惯也会影响到你的孩子。

我们都非常好奇自己的孩子将来会是什么样的人，这本书中的许多问题都是关于产前预测的。如果宝宝在子宫里是个活跃的胎儿，他在出生后会不会也是个活跃的人？播放音乐或读故事书会给腹中的胎儿留下印象吗？通过超声波检查胎儿的手指，推测他出生的季节，以及倾听他心跳的节律，可以推测他未来的命运。

通过达尔文的眼睛观察怀孕是有趣的，而且还是有用的。我发现了一些有教育意义并发人深省的解释，比如为什么我们会出现孕吐、为什么不能吃两个人的饭量，以及为什么母亲圆滚滚的屁股对孩子的智商有好处。有一些进化上的原因可以解释为什么一般来说阵痛会在晚上加剧，分娩如何既痛苦又容易被遗忘，为什么我们要抓住出生后的"黄金时段"，以及母乳怎样调节宝宝情绪。

这不是一本像《怀孕时将会发生些什么》（*What to Expect When You're Expecting*）那样的医学参考大全。那本书写得很好了，没有必要再重复类似的内容。其他的怀孕类书籍都是指导你如何去做的，而这本书关注的是解答有关"为什么"的问题——一些连医生都不会触及的问题。我写作的目的，是为了满足那些有好奇心、有灵感、思想开放、渴望知识的准妈妈（还有准爸爸）的阅读需求，帮助他们对正在发生的事情有一个更深层次的了解。每个话题都以一种容易查询的问答形式呈现，以方便阅读。这些话题都是由好奇心引发的，你可以直接翻到感兴趣的问题上。我尽量把大量的信息化解成一种可以任意截取的碎片化阅读的形式。这些写作的过程交织着那些失眠的夜晚和在医生办公室里等待的时光。最后，我们不仅

了解到怀孕期间自己的身体和思想发生了什么变化，还学习了一些
有关生物学和人性的东西。这一切都要归功于研究人员，他们探索
了无数的子宫，为胎动和胎心计数，在孕妇肚子上聆听，并且从胚
胎时期就对受试的男女进行了追踪。他们做了大量的数据处理，并
想象我们祖先在大草原上的进化过程中都发生了些什么。受好奇心
的驱使，这些科学家们分析了准父母的激素、胎盘的基因、对胎儿
有利的精液特性、羊水的味道、泪水受思想控制的特征，还有爱笑
妈妈的奶水成分。他们让新妈妈们把脏尿布贴在鼻子上，并在胸罩
上塞上收集汗水的垫子。为了搞清楚巧克力爱好者所生的孩子是否
会具有更甜美的气质，他们甚至到产房里进行现场调查。这一切都
是源于那个大胆的词，那个能引起全世界父母和孩子共鸣的词：**为
什么**？

目 录

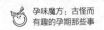

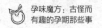

第 1 章

妊娠纹、萎缩的大脑以及一种奇怪的气味：
现象背后的科学

检测出妊娠阳性之后不久，我和丈夫彼得一起去看医生。这是一个值得庆祝的时刻：这是我们第一次去做超声波检查。我已经怀孕快 11 周了。那时候，我的面色有些苍白，肌肉酸疼，身上还在发抖。那天早上，我从浅梦中醒来，出了一身大汗。

"你很冷。"彼得说。我坐在检查床的边缘，脱掉腰部以下的衣服，用两个被单裹住自己。彼得把他的冬衣抛给我。我把他的围巾绕在脖子上，闭上了眼睛。我感觉自己全身都不自在，而且关键问题是：我觉得自己一定是流产了，因为我不再有怀孕的**感觉**了。

前一段时间，我还能感到困倦和恶心。我知道这是孕激素在发挥作用。在我检测出妊娠阳性的前后，孕酮会从卵泡壁塌陷处分泌出来，那个月的卵泡曾经就在那里停留过。这个由卵泡壁塌陷形成的细胞团被称为黄体，里面充满黄色颗粒和脂滴，这些都是产生激素的原料。每个月，黄体都在等待来自卵子的信号。卵子通过输卵管进入子宫，如果它没有发出受精卵着床的信号，黄体就会萎缩。这种情况经常发生。每个周期中，20 岁出头的人怀孕概率只有四分之一，接近 30 岁的人怀孕概率为五分之一，而对于 30 岁以上的人来说，怀孕的概率只有十分之一或更低。这个月，我的卵子在受精后着床，并将这一罕见的信息传回"母舰"："我已经着床！"

这件事发生后，我就开始有了怀孕的感觉。黄体接收到胚胎的信号，将胞质内的黄色颗粒和脂滴转化为孕酮和雌激素。孕酮使子宫内膜丰满完整。但令人沮丧的是，它的影响并不局限于子宫。孕酮会让我们的乳房变软，松弛我们的关节和韧带，并使它们疼痛。它还会减缓消化，导致腹胀、便秘、胀气和烧心。我们可能会变得

情绪化。我会因为一封母亲对孩子（一位中年男人）表达爱的电子
邮件而热泪盈眶。孕酮是一种天然的镇静剂，它会使我们行动迟缓。
我们可能会觉得筋疲力尽、浑身不适，以致难以入眠。

对气味的厌恶是另一种孕早期（妊娠早期）症状。对我来说，
首先是我那只 20 岁的暹罗猫。它的一切（包括食物、呼吸、猫砂箱）
都让我痛苦。海鲜的味道同样也让我难受。怀孕第 5 周的时候，在
一家供应贻贝的法式咖啡馆里，我坐在铺着软垫的座位上，下意识
地向后避开桌上摆放的食物，感到头部有些抽动，胃里也开始翻滚。

对于气味和味道的厌恶与人绒毛膜促性腺激素（human
chorionic gonadotropin，hCG）有关。胚胎产生了这种激素，激素水
平在怀孕的头三个月里会增加。它会刺激甲状腺，可能导致恶心和
呕吐。这种激素也有其他的作用。是什么让我家里的验孕试纸变成
了阳性的粉红色？ hCG。黄体开始合成孕酮的信号是什么？ hCG。
激素是胚胎与母体沟通的方式。尽量释放它们，让信号越来越清晰，
这对胎儿是十分有利的。健康的胚胎会释放出高水平的 hCG。

在候诊的时候，我想起了这样一个事实：hCG 水平低的胚胎容
易发生流产，而 hCG 水平高的胚胎很少流产。

等待的时间越长，我就越感到自己已经流产了。初怀孕时由激
素引起的那些症状都消失了。我的乳房不再柔软，我不再感到困倦，
不再觉得恶心，不再容易呕吐。在我的想象中，胚胎毫无生气地漂
浮着，迷失在太空中。我强忍着不哭泣。究竟发生了什么？

正当我无法继续忍受等待的煎熬时，医生敲门走进了房间。在
调整检查床的时候，她的目光注视着我。我给了她一个不安的微笑，

然后按照医生的指示向后靠，仰起脖子，脚放在脚蹬上。彼得握着
我的手。当医生插入超声棒时，我屏住呼吸。如果我的心态更好的
话，我会被这台机器迷住的。超声波通过接收从器官和组织反射回
来的声波来产生图像。里面有什么东西反射回来吗？我鼓起所有的
勇气看向屏幕。

我所看到的只有一个豆子形状的静态暗区。

"美极了。"医生说。那就是胚胎。但它还活着吗？她按下了另
一个按钮。我们倾听着心脏跳动和血流的声音。早在怀孕 22 天后
就可以检测到心跳了。

怦—怦。怦—怦。

我破涕为笑，抬头看着彼得。声音被放大和数字化后，心跳听
起来就好像是来自于一个健康的外星人。彼得满脸骄傲。我突然感
到一阵狂喜，呼吸急促而兴奋。我很惊讶自己仍然还在怀孕。

怦—怦。

事实是，怀孕的征兆出现之后，现在又消失了。激素在上升之后，
又下降了。就像我一样，出血可能发生在最初的几周里。有时候我
会感觉好一些。在接下来的几个月里，我将经历嗅觉和味觉的变化、
感知和判断的变化，甚至记忆的变化。在我们每天的感觉中，有很
多不确定因素：饮食、睡眠、年龄、基因和情绪。我意识到，怀孕
时应该对自己的身体而不是头脑更信任。我所学到的是：不要再怀
疑自己。

我离开检查床，穿好衣服，脸上还挂着不安的笑容。就在我弯
腰穿鞋的时候，胃里感到一阵阵翻滚，恶心的感觉像水波一样扩散

开来。我跑到卫生间，靠在水池边，把水扑打在脸上。

我意识到，这就是生命的开始……同时伴随着隆隆声和啜泣声。

> 如果你感到不舒服，那么正是你自己的想法让你生了病。
>
> ——本·琼森

孕吐有什么意义吗？

按照进化的理论来说，在我们最需要强壮的时候，胃应该是最有力量的。但为什么事实恰好相反呢？这是怀孕的最大悖论之一。在最需要营养的时候，我们却往往把好不容易吃进去的食物又吐了出来。更奇怪的是，我们会对健康有益的蔬菜避而远之，却对"邪恶"的蛋糕感觉良好。

健康食品其实是能够对胚胎产生威胁的。只有认识到这一点，才能对这些奇怪的现象进行解释。肉类可能携带细菌和病毒。奶酪里长着细菌和真菌。绿色蔬菜产生细菌。有些蔬菜中含有被称为植物天然产物的化合物，这种化合物会引发免疫反应。如果过量食用一些植物，还可能会导致出生缺陷。对具有成熟免疫系统的人而言，大多数微量毒素是可以耐受的。但是胎儿的免疫系统发育尚不完全，所以需要保护。于是，从进化角度上看，让孕妇恶心、呕吐、厌恶食物和气味便成为保护胚胎的最好方法。

这就是目前最主流的"胚胎保护"理论，它解释了为什么这么

5

多女性（75% 或更多）在怀孕前三个月恶心呕吐的原因（晨吐这个用词是不恰当的，孕吐实际上在一天的任何时候都可能发生）。一位名叫玛吉（Margie）的教授——曾在哈佛受过教育，思维非常独特——在 20 世纪 80 年代提出了这一理论。这一理论一直备受争议，直到最近才得到了一项研究的证实。这项研究由康奈尔大学的两名研究人员塞缪尔·弗拉克斯曼（Samuel Flaxman）及其博士后导师保罗·谢尔曼（Paul Sherman）进行。他们通过对全世界 79 000 多例妊娠的分析，找到了支持妊娠反应保护胚胎的证据。

有一点可以证明的是，当胚胎最脆弱的时候，妊娠反应便会发生。大约从怀孕后 6 周开始，在第 9 周到第 14 周之间，当胚胎正式成为胎儿的时候，痛苦便会达到顶峰。病毒、细菌和毒素可以杀死胚胎，或造成出生缺陷和并发症。孕早期的免疫反应也会暂时减弱，以免对胚胎产生排异。

在我们身体脆弱的同时，胚胎的细胞也在不断分裂和分化，为大脑、脊髓、心脏、卵巢或睾丸、喉和内耳的发育奠定基础。我们用一个很棒的医学术语来描述这一过程：器官生成。当晨吐结束的时候，也就是怀孕第 20 周左右，这个过程就完成了，胎儿这时已经有了一张人类的面孔。

弗拉克斯曼和谢尔曼还发现，使孕妇脸色苍白的食物中往往含有天然毒素和植物天然产物。这进一步支持了胚胎保护理论。最常见的这类食物包括球芽甘蓝、西红柿、花椰菜和羽衣甘蓝。对于苦涩的东西，孕妇的耐受性往往很小，而苦涩是许多蔬菜的天然状态。此外，排在禁忌清单前部的食物还有肉类、鱼类、家禽、鸡蛋和含咖啡因的饮料。几乎每三个人中就有一个人无法耐受这些食物。

　　想想那些孩子们通常喜欢的食物吧，那些甜的、淀粉含量高的、白色和棕色的食物很可能是不会让你感到难受的食物。你甚至会比平时更爱吃这类食物。其中最受欢迎的是富含碳水化合物的食物：谷物、蛋糕和冰淇淋。巧克力常常是孕妇最喜爱的食物之一。如果生活在一个以玉米为主食的社会里，你就不太可能出现孕吐。玉米类食物（包括玉米饼、玉米面包和爆米花）所含的植物天然产物都非常少，这意味着它们含有更少的天然毒素。这一发现令我感到震惊。与此同时，在日本这样一个拥有大量海产品的国家里，孕吐率在世界上是最高的。当怀孕的美国人去那里旅行时，她们只能吃普通面条和麦当劳薯条。说真的，这个安全而又简单的胎儿口味是不是劫持了我们的舌头？

　　气味也会引起恶心和呕吐。虽然孕妇识别气味的准确性不高，但对不喜欢的气味有更强烈的反应。引起反感的气味通常包括雄激素（在男性汗液中）、麝香、柠檬、皮革、天然气、橘子、葡萄、烹饪气味、香烟烟雾、香水和咖啡。

　　在纽约，下水道的臭气时常会冒出地面向我发起袭击。转个街角，一股臭味袭来，就能将我击倒。为此，我需要躲开鱼市、快餐车、死老鼠、培根店、公交车后的尾气和办公楼前游荡着的烟民。那些不幸嗅觉有障碍的人，往往怀孕的征兆也不明显，这是巧合吗？

　　对味觉和气味的敏感，通常是由雌激素、孕酮和催乳素水平升高引起的。这些激素诱导大脑中新神经元的生长，这些神经元参与气味感知，影响味觉受体或舌头上的味蕾。雌二醇也可能使我们头

7

痛和恶心。孕酮和催乳素影响消化，使胃部乏力。它们共同作用，使食道括约肌松弛，引起烧心和其他胃部不适。血糖水平在孕早期往往较低，这也是导致孕妇不适的原因之一。血糖的水平越低，我们越会感到脆弱和恶心。（顺便说一句，烧心越严重，宝宝降生时就越有可能长着浓密的头发，因为同样的激素会促进胎儿头发的生长。）

胚胎虽然弱小，但却有可能引发最为强烈的反应，这就像蝴蝶能引发风暴一样。与孕吐相关的最常见激素是人绒毛膜促性腺激素。在孕早期，胚胎产生 hCG（之后由胎盘产生）。激素信号进入血液，刺激甲状腺，影响消化系统，使我们感到恶心。具体的作用机理并不很清楚，大部分只能证明激素与这些症状有关。随着 hCG 在怀孕的前三个月急剧上升，妊娠反应随之变得明显。当 hCG 水平在孕中期稳定下来时，症状也随之稳定下来。hCG 是一个胎儿操纵母亲的方法，这使他的世界变得更加安全。

唉，我们并不能简单地通过检测激素水平来预测妊娠反应会有多严重。基因也可能会起作用：如果你的母亲或姐妹妊娠反应明显，你的反应就很可能比较大。你怀的孩子越多，妊娠反应持续的时间就越长。奇怪的是，三十多岁或四十多岁的孕妇比年轻女性更不容易发生孕吐。她们的胚胎往往分泌较少的 hCG。

事实上，苦难也有它的优点。那些呕吐的人流产的风险往往比那些仅感到恶心的人要低，而且婴儿出生时有先天性心脏缺陷的风险也较低。一项探索性研究发现，由于高水平的 hCG 对乳腺组织具有保护作用，妊娠反应明显的妇女在以后生活中得乳腺癌的概率比没有妊娠反应的妇女低 30%。

这并不是说如果没有妊娠反应，我们就应该感到担心。症状最
不明显的孕妇也照样可以生出足月的孩子，而且这些孩子也同样很
健康。我的孕吐很轻，即使在怀孕头几个月也不常出现。有些日子，
我会有轻微的呕吐感，而更多时候没有什么特别的感觉。我决定不
去担心自己是否有妊娠反应，而只是跟着感觉走。

怀女孩会使妊娠反应更明显吗？

我没有出现严重的孕吐，所以大家都说我怀的可能是一个男孩。
每个人都认为，怀女孩时的妊娠反应比怀男孩时更明显。这有没有
道理呢？

答案是"有道理"，但并不十分肯定。认为怀女孩的孕妇妊娠
反应更明显的研究不是很多。其中一个研究显示因为严重孕吐而紧
急就医的女性有 56% 生了女孩，而那些因孕吐住院三天或更长时
间的女性生女孩的概率则比一般人高出 80%。原因是怀女孩的孕妇
的平均 hCG 水平比那些怀男孩的人更高。而 hCG 越高，一般妊娠
反应越严重。对于每个妊娠阶段，怀女孩的孕妇激素水平都比怀男
孩的人更高。这也包括孕早期基于 hCG 的妊娠检测阶段，所以如
果你怀的是女孩，将会比怀男孩更早地被测试出怀孕。

但是使用 hCG 水平来预测性别是非常不可靠的，就像投掷硬
币一样，难以预测未来。高 hCG 也可以由其他因素引起，包括怀
双胞胎或患有唐氏综合征胎儿都可以导致极高的 hCG。不是所有

hCG 水平高的孕妇都容易发生孕吐（更不用说怀双胞胎或患有唐氏综合征胎儿的孕妇了），也不是所有怀女孩的孕妇都具有高于平均水平的 hCG。怀男孩也会使我们发生孕吐。我自己的母亲就是一例。虽然她在两次怀孕期间都发生了孕吐，但怀儿子时比怀女儿时吐得严重得多。事实上，她的妊娠反应很厉害，甚至出现了妊娠恶阻（妊娠剧吐）。这会导致严重的脱水，只有约 1% 的孕妇会出现类似的情况。一想到母亲当时妊娠反应的严重程度，我这个做女儿的都会感到很不舒服。

> 人的感情就像化学物质，你分析得越多，它们闻起来就越差。
>
> —— 查尔斯·金斯利

为什么准爸爸突然变臭了？

当曾经最爱的食物变得令人作呕时，你会感到不安。再见了，熏鲑鱼；再见了，西兰花。我爱你们，但你们现在让我的胃里翻江倒海。更糟的是，当伴侣的气味也变得令人讨厌时，应该怎么办？这是你不想过于深入探讨的话题。怀孕前，我认为丈夫有着醇厚的男子气息。他闻起来令人非常愉快，就像镍和火、咸牛肉和红辣椒的味道。但那是从前，而现在是怀孕的第 12 个星期。为什么他的气味变得更像是臭鸡蛋和麝香的味道呢？虽然不是每一天都会有这种感受，但是这种情况经常发生。

哦，我知道有的夫妻情况更严重。一位女士告诉我她不能忍受

和丈夫睡同一张床。为了使她的鼻子不受气味侵扰，她必须不时闻
一闻工业强度的柠檬滴。另一位女士说，每当丈夫回家的时候，她
都必须把窗户打开，而且那是一个十分寒冷的冬天。

如果伴侣的体味是孕期令人扫兴的事，那么它在之前却引发了
欲望。这是一件好事，是你与伴侣在生物意义上相得益彰的标志。
如果你之前喜欢伴侣的体味，这可能意味着他的免疫系统基因与你
自己的基因相互协调。这些基因被称为主要组织相容性复合体（the
major histocompatibility complex，MHC），它们有助于检测和鉴定
入侵人体的细菌和病毒。我们的体味会传播 MHC 基因。一般来说，
腋下和生殖器渗出的汗液所散发的气体分子会与这些基因产生的蛋
白质结合，并同皮肤上的细菌混杂在一起。这种混杂的气味与指纹
一样，具有独特性。

为了拥有更健康的孩子，女性更喜欢气味基因与自己不同的
男性。母亲的基因能够避免一些疾病，父亲的基因又能打败另一些
疾病，这样他们的孩子就可以通过继承父母双方的免疫基因而受
益。父母 MHC 基因相似的孩子通常比其他人的出生体重低，健康
状况差，将来怀上自己孩子的可能性也相对小。如果一个女人嫁给
了与自己有类似 MHC 基因的男人，那么她更容易对性生活感到不
满，也更容易有外遇或幻想着自己有外遇。她在排卵期，也就是最
易怀孕的时候，情况更是如此。她们发生先兆子痫的风险也会更高，
一旦发生就可能导致流产，而且需要更长的时间恢复才能使自己
怀孕。

在怀孕之前，我喜欢丈夫的体味，这对于我们的孩子来说是件

好事。这说明我们彼此之间并没有那么多相同的免疫系统基因。不
过对于这一点，我们早就知道了。我们曾经做过 DNA 分析，这与
我写的另一本书有关。当时我们傻笑着，相互在对方的牙床上擦拭
取样，而一位电视制片人在厨房里为我们录制了整个过程。5 天后，
我们在节目现场得知了测试结果。我们得到的是个好消息：在被测
的 MHC 基因变量中，我们没有任何共同之处。我和丈夫含情脉脉
地凝视着彼此。我先前的直觉得到了验证。

那么为什么我怀孕后发现他变臭了呢？有一种理论认为激素会
使我们被其他人的 MHC 基因产生的气味所吸引，而怀孕的激素则
会改变我们通常的喜好。忽然之间，我们不再被那些闻起来与自己
不同的人所吸引了。相反，我们会更喜欢气味与自己体味相似的人。
避孕药能够模仿怀孕时体内激素的状态，同时我们也知道服用避孕
药的女性往往对那些与自己 MHC 基因相似的男性更感兴趣。无论
是怀孕还是服用避孕药，都使我们不再受排卵激素的影响。而排卵
激素通常会提升性魅力，将我们推向那些有着不同 MHC 基因的男
性怀抱。相反，在孕激素的作用下，我们更渴望与他人建立朋友和
家庭关系。在不同激素的转换间，孕妇可能更喜欢与闻起来像血亲
的人共处，也更有意愿增强与这一类人的关系。

这可真是有趣。难道怀孕能在不知不觉中，使我们更加亲近血
亲而不是孩子的父亲吗？在遥远的过去，对于我们的祖先，血亲（比
如父母、兄弟姐妹、表叔侄等）在怀孕、生孩子和抚养孩子方面，
可能比配偶更能为我们提供支持。在我们的潜意识中，是否在潜意
识中有一个原始的自我，一方面会寻找与那些与我们有不同基因的

人来繁育后代，另一方面又会在养育子女时寻求近亲的帮助？当然
这些只是推测，但这种情况确实发生在雌性老鼠身上。它们在怀孕
期间，更喜欢和其他有类似 MHC 基因气味的近亲一起筑巢（但不
发生性行为），而拒绝那些没有这种气味的老鼠。

　　当然，我们也可以把这种气味好恶上的改变归结为其他原因。
不过请记住，我们的嗅觉系统已经紊乱了。雄烯酮是男性汗水和古
龙水中的一种化学物质，气味类似麝香。一些孕妇对这种物质变得
更加敏感，而另一些孕妇对其则不那么敏感。你的配偶在吃什么？
男人的呼吸和体味并不比闻起来能让你倒胃口的食物好多少。他会
吃更清淡的食物吗？他还会继续用老牌香水吗？

　　在我怀孕的头几周里，丈夫身上的气味很糟糕。而现在，孕早
期的三个月快结束了，我高兴地发现他的气味闻起来比之前好多了。
我对鱼类和橡胶的感觉也是如此。许多女性会认为配偶体味的问题
会随着时间的流逝而消失，也许是因为我们习惯了，但对某些人来
说，这会贯穿整个孕期。无论怎样，这个问题早晚会消失，请不要
屏住呼吸。

洁癖时期的性爱

　　如果孕妇发现自己被以前从不感兴趣的人所吸引，或者对那些
她曾经倾慕的人感到厌恶，她也不必对此感到不安。这可能只是激
素在起作用。正如对食物的喜好会变化一样，我们对男人的喜好也
可能会因怀孕而改变。有位女士以前经常从小摊上买咖喱角和玉米

粉蒸肉吃，而怀孕后她特别怕发生孕吐，吃东西很小心，对任何可能有害或不熟悉的食物都保持警惕。

女性在怀孕的时候，潜意识中对于孕吐和疾病的顾虑很可能会影响到她的社交生活。这是近年来两项研究得出的主要结论。第一项研究是在苏格兰圣安德鲁斯大学进行的，研究者让100多名处于孕早期和孕中期的女性对男性的面部特征进行评分。这些男性看起来健康程度不同。与未怀孕的对照组相比，准妈妈们认为面容健康的男性吸引力要大得多，她们更倾向于那些面部红润有光泽，显得更为强壮的男性。与个性相比，准妈妈们似乎更看重健康。

这种倾向性可以得到很好的解释：怀孕是一种轻度免疫抑制的状态，因此我们更容易受到感染。正如我们拒绝那些容易引起感染的食物一样，我们也会避免那些面色苍白、面相不善的人。研究人员认为，具有亲情意味（且引起较低性欲）的孕激素在潜意识中造成了这种倾向性。已有研究表明，在怀孕、服用避孕药期间或是月经前后，体内的孕激素含量较高，这使我们更喜欢那些看起来更安全、熟悉，甚至有几分女性化的人。这与我们在生育高峰时喜欢的男性类型完全相反。

在哈佛大学进行的另一项研究则有所不同。研究人员发现，孕妇对陌生人具有明显的偏见，认为他们不如那些熟悉的人讨人喜欢、聪明和有道德。研究人员推测，我们可能进化出了一种规避疾病的机制，把陌生人视为潜在的疾病携带者。就像食物和气味一样，这种厌恶感在怀孕后的前三个月内达到顶峰。面对那些新奇的陌生人，我们曾经想要和他上床，而这时却只想自己早点洗洗睡了。

我们有孕味吗？

现在是怀孕后的第 13 周了，我和丈夫坐在一家温馨的烛光咖啡馆里。我们一边喝着豆汤吃着面包，一边不由自主地谈到了怀孕这个话题。我还是觉得怀孕这件事对我来说并不真实。至今也没人问我是不是怀孕了。我只有一点轻度的症状：乳房酸痛、疲劳、失眠和偶尔的孕吐。我问彼得，自己看上去是不是很笨重。他回答说不是。我才松了一口气，又紧接着问他自己是否还有其他变化。

"你的味道，"他说，"实际上，这才是问题。"

我向桌前探起身，餐巾纸和面包屑都从膝盖上滑落了下来。"味道怎么了，你的意思是什么？"我睁大眼睛看着他。

"很难解释，"彼得说，"不过很明显。"

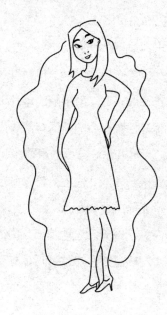

　　呃，亲爱的？我一直很欣赏彼得的坦率，但这次却感觉像是受
到了攻击。这倒不是因为我不认同他的话。我也觉得自己的汗味更
浓了，但我以为那只是种错觉。我知道，当我们对自己的体味更加
敏感时，很可能是因为我们感受到了自己体味的变化。以前我喜欢
闻鲜草的味道，而现在这种气味却让我感到恶心。我喜欢想象自己
住在一个嗅觉的游乐场里。在那里，我对气味的感知被放大和扭曲，
而其他人却感受不到这一切。

　　这种感觉是真实的。研究也表明，我们的体味确实发生了变化。
这也是性激素惹的祸。我们成了孕激素和雌激素的加工厂。它们本
身不一定有气味，但当它们与皮肤上的细菌混合时，就能够产生体
味了。激素的变化也可能打破各种细菌的平衡，而细菌的平衡反过
来又会改变我们的体味。我们出的汗越多，体味就越浓。而孕妇新
陈代谢比较旺盛，所以会出很多汗。

　　一些研究特别指出，功能强大的孕激素会改变孕期妇女的体味。
服用孕酮补充剂的妇女经常抱怨说，她们汗液和尿液的气味会变重。
在一项动物研究中，雄性大鼠对注射孕酮的雌性大鼠兴趣降低，表
明这种激素可抑制能提升性吸引力的体味释放（而注射雌激素则可
促进这种体味的释放）。如果你对自己的身体情况比较了解，就会
在排卵期前后察觉出汗液、尿液、阴道分泌物味道的变化。在排卵
前，孕酮降低、雌二醇增高，排卵后孕激素激增，就像怀孕时一样。
是的，有些男性也能有意识或无意识地嗅出其中的区别。在一些科
学研究中，男性志愿者在闻过某些 T 恤衫后，被要求对衣物上的气
味进行评分。这些 T 恤衫由处于不同生理周期的女性穿过，但未经

清洗。不出所料的是：这些男性们往往更喜欢女人们在最有生育能力时候的气味，而不是当她们体内孕激素含量高时的气味，虽然连他们自己都不知道为什么会这样。

我们的体味会有所改变，还有第二个更令人惊奇的原因：**我们闻起来有点像自己肚子里的胎儿。**虽然胎儿还很小，但也会有一种特殊的气味。这是一种与免疫系统基因有关的气味，即前面说过的主要组织相容性复合体产生的气味。免疫系统相关的气味就像有气味的指纹，对于每个人都是独一无二的。胎儿的气味与你的气味一同混合在血液中，能够创造出一种新的气味混合体，在怀孕后期尤其明显。汗水的味道会变得不同，你的吻也是如此。

莫内尔化学感官中心的生物学家加里·比彻姆（Gary Beauchamp）所做的一项实验显示，你的尿液闻起来也会有所不同，因为其中也含有胎儿的尿液。比彻姆把孕晚期的妇女和实验室里的老鼠对应成组。这些啮齿类动物以嗅觉灵敏而著称，它们被训练用来识别不同准妈妈尿液气味之间的区别。研究人员想看看这些老鼠是否还能识别出分娩后妇女的尿液气味。结果证明，它们无法识别。当母亲的尿液和与其他人生的同龄孩子的尿液混合在一起时，老鼠也无法识别。只有当母亲的尿液和自己孩子的尿液混合在一起，就像胎儿在子宫里时那样，老鼠才能识别出来。

"我的气味，**不好**吗？"我不安地问彼得。他向我保证，气味还好，只是略有不同而已。但常言道，谁敢跟狮子说它的呼吸有异味呢？

令人感到惊奇的是：孩子从父亲那里继承了一半免疫系统基因，孕妇的体味也会因此含有配偶的气味。我们的汗液、尿液、唾液，

甚至分泌物，说起来都带有孩子父亲的气味。而且，对于怀有自己
孩子的准妈妈，男性并不介意这种体味上的改变。但是，比彻姆推测，
对于怀有**别人**孩子的准妈妈，这种气味上的改变会使男性产生反感，
甚至引发过激行为。遗憾的是，还没有针对人类的相关研究能证明
这一理论。

　　我们会有孕味的第三个原因是，汗液中含有一种混合型挥发性
化合物。这种化合物在腋下和乳头周围的汗液中都能被检测到，但
仅限于孕晚期。关于这些化合物的一个有趣的理论是，它们的存在
是为了帮助新生儿识别出自己的母亲。我们的配偶和其他人也能察
觉到吗？这是可能的（参见"我们的气味会不会在潜意识中影响
伴侣？"）。

　　宠物有时还会更早地察觉到我们怀孕，或者是与以前不同。雌
性的狗和猫往往更喜欢和我们亲近，尽管也有些会变得更紧张或好
斗。（我的猫拉文蒂娜，既有保护欲又恃宠而骄。它会在我腿上连
续坐几个小时。它的咕噜声一定也深深印在了我宝宝的记忆之中。）
动物能感受到我们汗液中的化合物和激素，这并非是难以启齿的事
情。毕竟，包括猫甚至蛤蜊在内的许多动物都能感受到这些物质的
存在，并由此引发亲密感和领地行为。众所周知，狗能嗅出与免疫
系统有关的气味，这可能是它们知道我们怀孕的原因（这也是它们
检测肿瘤的方法）。它们的嗅觉灵敏度是我们的 100 万倍。

　　与其他哺乳动物相比，男性的鼻子就像他们的耳朵、眼睛、舌
头一样，不是那么灵敏。女性识别自身气味的能力比男性高6倍。是的，
确实有一些男性注意到妻子怀孕后体味的改变，我丈夫就是这样。

> 一切都变得越来越圆，越来越宽，越来越古怪……
>
> ——费舍尔

是什么在改变我们的容貌？

怀孕后第 14 周时，我陪一个朋友去医院。这位朋友去年生了孩子，正在寻求一种"修复"的方法。她看的是位整形外科医生，用激光做手术。据说这位医生很聪明，他是能使身体恢复青春活力的魔法师梅林，是臀部和胸部的塑形师，是一个用激光棒或手术刀就可以把松弛的手臂和肚子收紧的魔术师。而且据称他使用的不是抽脂术，而是所谓的脂肪雕刻术。在候诊室里，摆放着时尚女性们展示苗条身材的照片。

我是来陪朋友的，但我也想知道自己的身体会发生什么变化，这样也许可以预防最糟的事情发生。在孕中期刚开始时，我的身体就已经开始被撑大了。我的乳房因被撑大而发痒。这使我担心将来哺乳期结束后它们会松弛成什么样子。昨晚在健身房时，我注意到肚子在紧身裤里已经显得圆滚滚的了。一个胖女人指着它，向我竖起了大拇指。

我有个爱健身的朋友，肌肤好得像瓷娃娃一般，她染着鲜红色的头发，看起来苗条而优雅。你不会猜到她一年前刚生过孩子。"那么，你想要做什么呢？"我问。她告诉我，她想试试所谓的"妈咪美容"，对身体进行全面的提升和收紧。

天呐，请不要让我在 9 个月后也变成这样。怀孕很容易使我们关注到身体的每个变化，对于皮肤而言更是如此。如果你有雀斑，它们就会变得更黑，看起来好像斑纹一样。如果你有伤疤，它们就会变得像刚被烤焦了一样。你的乳头和乳晕会慢慢变暗，就像泡在茶里一样。脸部皮肤、阴道褶皱、牙龈、臀部和头皮等部位也会变得更加灰暗。一条被称为妊娠线的黑色垂直线可能会沿着你的腹部，从肚脐到阴毛蜿蜒而下。我的妊娠线已经把我撕成两半了。

我们中有一半人将出现被称为黄褐斑或"妊娠面斑"的褐色斑点。它呈蝴蝶状覆盖在脸颊和上唇的部位，也可以波及面部、颈部和身体的其他部位。黄褐斑通常在分娩后一年内消退，但有些在怀孕前就有的色素，尤其是乳头和阴唇部位的色素，可能会永远保持从薰衣草到蓝黑色的色调，对一个本身皮肤就比较黑的女人来说更是如此。

所有这一切都是由于激素在发挥作用，皮肤上交织着雌激素和其他激素的受体，因此对于那些使皮肤变黑的因素很敏感。从怀孕第二个月开始，这些激素的水平就开始飙升。雌激素和孕酮共同刺激色素细胞产生黑色素，并潜伏在表皮的底层。这些黑色素一旦受到刺激，就会浮到皮肤表面，使皮肤变黑。我感觉自己现在就像一个正在慢慢成熟的果子。

其他黑色斑块的起源更为奇特。胎儿细胞能通过血液转移到母亲的皮肤组织中去，从而在我们的肚子、大腿、手臂和臀部等部位产生粗糙的丘疹和斑块。转移到血液中的胎儿 DNA 越多，你的皮肤就越容易出现斑点和鳞片。

　　除了皮肤变黑以外，腹部、臀部和乳房的皮肤也可能会出现妊娠纹。坏消息是：我们中有 50%~90% 的人会出现妊娠纹。出现妊娠纹的风险和增加 30 磅①或更多的体重一样，与遗传有关。如果你妈妈有妊娠纹，你就更有可能会有相同的烦恼。胎儿越大，妊娠纹就越可能出现。好消息是：妊娠纹会随时间流逝而变得不那么明显。许多令人欣慰的研究发现，30 岁以上的准妈妈们不太可能出现妊娠纹。这大概是因为在那个年龄，皮肤的弹性会变小。

　　妊娠纹不仅仅是由拉伸造成的。拉伸真皮弹力纤维的机械力量只是部分原因。激素也与此有关。人们通常怀疑雌激素、肾脏分泌的皮质醇以及一种叫做松弛素的能松弛韧带的激素，都能对纤维起作用。到了孕晚期，在显微镜下可以看到，皮肤的各层发生分离和出血，真皮随之伸展，表皮也是如此。当表皮拉伸到近乎透明时，我们可以看到下面的紫红色损伤。这将在孩子出生后的几个月内消失。妊娠纹愈合后就像银色的条纹和碎片。由于缺乏黑色素，它们比周围的皮肤颜色要浅一些。

　　我们能做些什么来防止出现妊娠纹呢？朋友给她的咨询做了一个五位数的预算，我借此机会见到了传说中的魔法师梅林。当我向他提出这个问题时，他凝视着我，似乎想把我看穿。我告诉他虽然自己怀孕时间还不是很长，但我已经感觉到了皮肤的拉伸，尤其是在晚上感觉体态臃肿的时候。我想知道是否有办法可以在妊娠纹出现之前就阻止它们。可可油可以消除妊娠纹吗？

---

① 1 磅 = 0.45 千克。

医生慢慢地摇摇头。"可可油是民间传说，"他说，"乳油、花生酱、玉米黄油等，这些都一样，毫无用处。"但他怎么知道会这样呢？他擅长解决问题，而不是阻止问题的出现。

令人感到沮丧的是，进一步的研究表明魔法师梅林对可可油的看法是正确的。没有科学的研究能够表明，妊娠纹的严重程度在使用可可油的妇女和使用安慰剂的妇女之间存在差异。无论出于乐观的还是杜撰的目的，有几项小型研究表明，使用维生素 E 乳膏可能会带来一些好处。在一些试验中，维生素 E 与抗炎药雷公藤混合使用；在另一些试验中，维生素 E 与泛酚、弹性蛋白和透明质酸混合使用。

在某些部位拉伸的同时，身体的其他一些部位也在变得松弛，为成长中的胎儿和他们的降生做准备。孕酮、肾上腺皮质醇、雌二醇和松弛素能软化关节和韧带，使它们几乎像橡皮筋一样软。这就是为什么做瑜伽的准妈妈们会减少训练，以免出现过度拉伸和关节疼痛。有些人很高兴她们的脚可以放松舒展开来，变得更有利于支撑身体。有些人甚至以后一直会穿大一两码的鞋子，因为脚的基本结构松弛了。当女性小提琴家和音乐家们精巧的手腕变得松软时，她们会大吃一惊。当骨盆的韧带像吊床一样伸展和下垂时，我们中的一些人会感到行走困难。在孕中晚期时，腿部和直肠的血管如果过于放松，将导致静脉曲张和痔疮。来自子宫的压力作用于主动脉、下腔静脉，使得这些血管的管壁变得更为脆弱、鼓胀和凸出。你需要锻炼，抬高腿，向左侧卧，避免穿紧身衣服。如果你母亲有静脉曲张和痔疮，你也更有可能出现这些问题。

　　同样的激素也会导致其他小的问题：在寒冷环境中，皮肤会出现蛛网状静脉，看起来就像吸血鬼在颈部、喉咙和面部留下的痕迹。这是皮肤下隐藏的斑点引起的，被称为皮肤毛角炎。如果在怀孕第四个月左右，你在刷牙或咬苹果时吐出血来，那是因为孕酮对牙龈产生了刺激。这种情况在分娩后也会消失。

　　情况也不都是那么糟糕。在进入孕中期的时候，我也听到了一些溢美之词。前不久我过了一个里程碑式的生日，每个人都说："哇，你看起来真年轻！"我通常会用翻白眼来回应这种说法，但有时候自己也会偷偷地这么认为。当然，状态好有时也存在心理因素，毕竟这是我期待已久的怀孕，我为此感到欣喜若狂。但还有更多原因。我的脸变得更加丰满。这里所说的丰满不是胖，绝对不是。由于体内盐和水的潴留，肿胀会出现在孕晚期。在我的眼睛和嘴的周围，皮肤充实起来，减少了细纹。身材也更为丰满。甚至连原来纤细的手指看起来都肉乎乎的。虽然已到寒冬，手指上也没有出现倒刺。

　　雌激素比魔法师梅林有更强大的魔法来让组织膨胀。面部对雌激素特别敏感，因为它含有丰富的雌激素受体。通常说来，当雌激素水平急剧上升时，就像在排卵时一样，许多女性会认为她们看起来更漂亮。我们的脸看起来更光滑、更有营养、更匀称。同样的事情发生在怀孕期间，至少在一些幸运的女人身上是这样。然而，一项令人不安的研究表明，怀孕过多次的女性将来会比无子女或只生一个孩子的女性有更多的皱纹。这是因为怀孕可使能结合激素的球蛋白水平升高。这些球蛋白会捕捉游离的雌激素，而更少的游离雌激素意味着更多的皱纹。这种说法被证实了吗？还没呢，不过还有

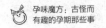
比长皱纹更糟糕的事情。

令研究者感到惊讶的是，多达四分之三的孕妇报告说她们的痤疮少了（而其他人，却像我一样会有更多痤疮）。雌激素能够清洁皮肤，而皮脂腺能使皮肤具有蜡质光泽。我们散发着光芒。说到脸红，这是由女人的羞怯造成的吗？不是这样的。孕妇的血容量和血流量增加，会导致皮肤表面下的细小血管扩张。

我的乳房更加丰满。组成乳腺导管和小叶的细胞在孕酮、催乳素和泌乳素的魔力下使胸部变得更大。（如果胎儿是女孩，她的乳房也会早在第4周时就开始发育。）我注意到我的乳头也更大了。乳晕上有小的凸起，就像荔枝的皮。这些是蒙氏结节，能分泌一种具有保护作用的抗菌物质。这时的胸部虽然更丰满了，但性感程度却会因酸痛感而减弱。在雌激素和孕酮的作用下，胸部会膨胀，但同样也会变软。疼痛在孕早期时是最严重的。我告诉丈夫，你可以看，但绝不能碰我的胸。它们就像维纳斯捕蝇草，不能被轻易碰触。在分娩和哺乳结束后，乳腺导管会像受到了寒流袭击一样收缩，恢复原状。

雌激素和其他怀孕激素也能促进头发奇迹般地生长。在孕早期时，我的头发变长了很多，虽然还没有达到长发公主的程度。头皮上布满了毛囊，每个毛囊里都有激素受体，而正是这些激素受体决定了每一缕发丝的长度。头发在生长期时生长；在休眠期时，毛囊处于静止状态，头发脱落。雌激素延长了生长期，使头发停止脱落。在怀孕期间，头发不仅长得更长，脱落更少，而且每根头发都会更厚，这是因为我们会有更长的头发生长期，拥有一头秀发使我们觉得自己像个生育女神。

雌激素水平在分娩后立即下降，在一个月内，我们浓密的头发开始变薄。分娩后头发的脱落时间长达一年，许多人会因此去理一个"妈咪头"，把头发修剪到肩部以上。我们可能会不好意思地说这种发型更方便一些，而事实上剪短头发却是为了掩盖头发的脱落。当宝宝 15 个月大时，头发很可能会重新变厚，但有些人的头发可能永远无法恢复到孕前的丰满程度，尽管那时我们已经习惯了这样的发型。

大多数怀孕的症状，如脱发、皮肤拉伸和充血，在分娩后数月内会自行复原。

当然，并不是所有症状都是如此。

让我们面对现实吧。魔法师梅林总是能找到工作的。当我离开他的办公室时，我最后一次瞥了他一眼，围在他身边的都是些迷人的年轻护士。美的标准不应该如此之高。我们为什么非要认为自己产后的身体是一种病态呢？我曾为生下这个孩子而努力，当一切结束时，不管涂多少维生素 E，身体总会留下或多或少的痕迹。人们称这些痕迹为"袖章"，我们中的一些人为此而感到骄傲。总之，不仅我们的身体需要调整和适应，我们的思想也是如此。

> 在失去的所有东西中，我最怀念的是思想。
>
> ——马克·吐温

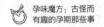

胎儿会改变我们的大脑吗？

当皮肤拉伸时，大脑却在萎缩。那里没有更多的空间留给我们去记名字、生日、周年纪念日或其他事物。我不记得自己最喜欢的那种甜中带苦的巧克力的牌子，也不记得站在杂货店里的自己正打算买什么东西。昨天，一位女士让我在一本书上为埃丽卡（Erica）签名。

我问："是 k 还是 c 呢？"

"c。"

我摆弄着钢笔，发现自己的指甲长得比平时更快、更长了，中间过长的指甲还使我无法握紧拳头。

我问："你是说'k'吗？"

"不，拼写中有个'c'的埃丽卡。"

我曾经看管过一个叫埃丽卡的 8 岁金发小女孩，但是她的名字是拼写中有个"k"的埃丽卡（Erika）。她拧掉了芭比娃娃的头。青春期的女孩更麻烦。我可不想当青春期时的自己的母亲。我害怕总有一天自己也会和女儿吵架……

说实话，我并不记得自己是否为埃丽卡的书签过名。

美国心理协会的数据显示，50%~80% 的孕妇会感到健忘和心不在焉。这叫做怀孕健忘症。反对者认为怀孕健忘症不过是精神在起作用，而我们这些受折磨的人却反驳说："是啊，还有什么不是这样的呢？"

有多达十几项研究都在关注孕妇的心理状态。在荷兰进行的一

项研究中，准妈妈们在孕中期和孕晚期接受了一系列认知测试，其
结果与未怀孕的妇女进行了对比。这些测试主要针对行为规划（以
正确的顺序勾选事项）、信息处理（将数字与单词进行匹配）和单
词学习（随机回忆列表中的单词）。虽然所有的人都以大致相同的
速度通过了信息处理测试，但对于那些需要记忆和检索的任务，怀
孕的受试者所得的分数要低得多。一些研究发现，孕妇在记单词的
时候，无论单词出现在段落中还是列表中，无论按从前向后还是从
后向前的顺序，回忆单词的能力都明显受到了损害。有许多研究（虽
然不是所有的研究）都得出了类似的结论：怀孕会损害即时记忆并
减慢回忆的速度。我们可能会忘记一些计划好的事，比如服用孕期
维生素或寄一封信。我们可能更难记住街道地址、某段诗句以及站
在面前的人的名字。

　　加拿大的一项小型研究发现，怀女孩的孕妇在短期记忆、回忆
和空间关系测试中表现得尤为糟糕。而那些怀男孩的孕妇从怀孕后
第 10 周开始，一直到分娩后几个月的时间里都表现得更好。研究
人员对这种差异感到震惊。为什么女孩对母亲的思维影响更大呢？
是因为怀女孩的孕妇体内的雌激素含量更高吗？我们不知道。另一
种理论认为，怀女孩的孕妇体内 hCG 水平往往较高，这会使她们
感到更难受，而身体不舒服的人在测试中往往表现不佳。

　　疲倦的人也是如此。失眠的人做事往往心不在焉。孕妇在夜间
的睡眠周期往往比平时短得多，而且经常会被打断。我们怎么能指
望在没有休息好的情况下思维敏捷呢？我的睡眠常被不时的疼痛和
上厕所打扰，我都不记得能够安安稳稳睡上四个小时是什么样的感

觉了。

对大脑部位进行扫描的研究给了我们一个解释失眠的更好理由。在怀孕的九个月里，妇女的大脑萎缩了4%~6%，大脑在预产期前后变得最小。大脑萎缩并不意味着我们会变傻。神经细胞只是体积变小，而数量上没有变化。虽然科学家们还不确定这种萎缩是否直接导致了孕妇不清晰的思维，但两者很可能确实存在某种联系。

这就要归咎于肚子里的宝宝了。有一种理论认为，宝宝的大脑正在从妈妈的大脑里往外偷东西。贪婪的胎儿和他的胎盘大使大量霸占了母亲用于构建大脑的脂肪。为了大脑的发育，胎儿需要二十碳五烯酸（EPA）和二十二碳六烯酸（DHA）等含有 ω-3 必需脂肪酸的物质。宝宝们觊觎已久的这些 ω-3 脂肪酸能够使细胞膜保持流动性，并影响大脑各个部位的功能。多拿走我大腿上的脂肪吧！拜托了！但这不是民主。怀孕时，没有第六修正案；我的身体财产被没收，没有追索权。我需要这些脂肪酸，但我的宝宝也同样需要。

令人惊讶的是，怀孕时大脑中有一个区域在生长，而不是萎缩，那就是海马体，即我们的记忆中心。动物研究发现，怀孕会触发新的树突棘的发育，树突棘呈芽状生长，并能在神经元之间传递信号。一些研究人员认为，这种新的增长也是出现怀孕健忘症的一个原因。你可能认为增长是好事，但大脑结构的混乱也可能导致大脑功能的下降。这好比是一片丛林，胎盘的雌二醇和孕酮很可能是促进海马体生长的肥料。一个更激进的理论认为，这些新的激烈活动是由某种物质的存在触发的。这种物质是胎儿的干细胞，它们找到了进入母亲大脑的途径。这真是难以置信。海马体的生长可能使我们的大脑为即将到来的母亲身份做好准备。

****

是的，胎儿正在控制你的大脑，但这有点儿像一个人用枪指着自己的脑袋说："我有个人质。"你和你的孩子是个不可分离的共同体。

情况并不都很糟糕。有些变化是受欢迎的。以皮质醇激素为例。皮质醇水平在怀孕期间迅速上升，这也与母亲的记忆减退有关。胎儿需要皮质醇就像植物需要营养一样。这种激素能促进血液流经胎盘，也帮助胎儿的器官发育。

尽管皮质醇作为一种压力激素，是出了名的"坏男孩"，但它也是一种"请注意"激素。皮质醇会使我们对胎儿的安全、食物和健康的重要性有新的认识。我们会重新聚焦，确定事情的优先次序。保持清洁是重要的，孩子出生时住在哪里是重要的，而是否记得优美的语句，是否记得电话号码就不那么重要了。我有位在律师界位高权重的朋友怀孕七个月时遭遇了双重打击，她被解雇了，汽车也被偷了。但她表现出了异乎寻常的平静。令我感到惊讶的是，这位工作狂只是耸了耸肩，抚摸着她的肚子说："好吧，我想我会在家里待一段时间，我们也不需要两辆车。"这就是宝宝优先原则。

从某种程度上来说，胎儿使我们更平静，更不容易感到害怕。到孕中期快结束时，一旦皮质醇水平不断增加，达到压力阈值，我们就会像湿透的海绵那样不再吸收更多的压力信号。被抑制的应激反应可以保护新生儿免受皮质醇的影响。与没怀孕的老鼠相比，怀

孕的老鼠在面对挑战时，比如被浸泡在水缸里后被迫游泳，则没有
那么焦虑，而且当它们进入一个未知的空间时，也不太可能因为害
怕而一动不动。一只比较镇定、不那么胆小的动物更有可能离开小
窝去觅食以维持怀孕。一个心情更平静（更健忘）的准妈妈也可以
保护她的孩子免受过度的压力（参见"孕晚期的禅宗"）。

奇怪的是，胎儿也可能通过鼓励我们和其他人相处得更好来减
轻我们的压力。想想看：如果你即将进入这个世界，你会希望母亲
与社会联系紧密，还是完全被排斥在外？如果母亲能够得到更多的
帮助，孩子活下来的概率就会更高。事实证明，我们对亲缘关系和
亲密关系的强烈渴望与怀孕期间孕激素水平较高有关。也许这能够
解释为什么我会突然花这么多时间和母亲打电话，为什么我会在待
产室里和产妇们兴致勃勃地聊起关于婴儿室和会阴切开术的话题。
一位亲密的朋友告诉我，我现在看起来更脚踏实地、平易近人，也
不那么让人难以理解。我们与他人保持着良好关系。

与此相一致的是，英国最近的一项研究发现，到了孕晚期，孕
妇比孕早期能更好地化解不良情绪，尤其是对于其他人表现出来的
愤怒、恐慌、忧虑和紧张的情绪。根据研究人员的说法，这可能是
一种适应进化的表现，使准妈妈们对威胁、攻击和感染的信号更加
警惕。我们更善于分辨谁会帮助我们、谁会伤害我们。我发誓，我
甚至能闻到其他人的情绪，尤其是焦虑或尴尬的情绪（汗水中含有
这些激素的化学信号）。我们认为这应该归功于怀孕激素（雌激素、
孕酮和皮质醇）作用于杏仁体和嗅觉（嗅觉传感）神经元。

谁是读心者的幕后策划人呢？同样，是胎儿。胎盘刺激了这些

激素的产生。冷静的、与他人关系良好的、有直觉的母亲所生的宝
宝更具有优势，可以得到他们想要和需要的食物、健康和保护。

　　由此，我们了解到应该习惯胎儿对大脑的影响。你正在变成一
个母亲，而做母亲会带来更多的变化。这样看吧：你并没有丧失思
考能力，你只是拥有了另一种思维方式。

> 如果什么都不改变，就不会有蝴蝶。
>
> ——佚名

为什么我们的梦境更加生动？

　　当现实世界发生变化时，虚幻世界也随之改变。在怀孕的头三
个月结束时，梦境变得如此丰富多彩，以至于那些醒着的时光与之
相比显得那样苍白。就在昨晚，我还做了一场十分惊险的梦。勉强
算是个旅行家的我，在夜幕中，开着一辆租来的车，穿过一片树林。
这些树又瘦又白，光秃秃的。这辆车的马力很小，我几乎无法越过
山头和弯道。像海市蜃楼一样，一个露天熟食店出现在一片空地上。
我不顾路边的警告，停下车。一个消瘦的、牙龈上有血迹的金发男
人站在收银台前，告诉我这里是瑞亚。带着恐惧的心情，我回想起
之前读到的知识：在瑞亚的孕妇都会被塞满接骨木果。瑞亚的鬼魂
很饥饿，而怀孕的我看起来是那么鲜嫩多汁。

　　在死一般寂静的房间里，我惊醒过来，心还在怦怦直跳。我提
醒自己做噩梦并不是什么奇怪的事。近 70% 的孕妇都会做梦，而

且在怀孕期间做梦的频率和能够被记住的梦比平时任何时候都要
多。这真是很神奇。小时候，我会在床边放一个记事本，把做过的
梦都记录下来，但这些梦在天亮的时候都会被逐渐淡忘。现在我每
晚都会做两三个梦，每个梦都像午夜狂欢节一样生动诡异。它们整
天都缠着我。

当然，住在我体内的真正精灵是激素。孕妇的身体被浸泡在雌
激素和孕酮之中，这两种激素会干扰睡眠中做梦的阶段，这一阶段
被称为快速眼动睡眠（REM）。雌激素能增强人类的快速眼动睡眠。
我们在美妙的快速眼动阶段停留的时间越长，梦就会越多，越生动。
孕酮诱导我们入睡，我们睡得越久，梦也就越多。在孕早中期，我
们就像蚕宝宝结茧那样，每晚会多睡两个小时。

怀孕时梦境更加生动的另一个原因是，我们会经常从梦中被唤
醒，因而更多地回忆起梦中的情景。记住梦的最好方法就是在做梦
时醒来。在怀孕最初的几个月里，孕妇每晚常常会醒来好几次。我
会因为出汗、疼痛和排尿而醒来（激素水平的波动会使我们汗流浃
背，腿部肌肉痉挛、韧带拉伸会引起疼痛，膀胱的膨胀也会引起
尿意）。

打断快速眼动睡眠的方法之一是引爆一个 9 级地震般的性高
潮。严肃地讲，这是怀孕带来的另一个副作用：任何梦都可能以性
高潮（或放屁）的形式结束。发生的情况是，在快速眼动睡眠期间，
阴道内的相对脉压增加，这触发了性高潮。与此同时，在睡眠时雌
激素润滑阴道，子宫和生殖器内增加的血流也很容易引发性兴奋。
近 20% 的孕妇在怀孕期间会比平时做更多的性梦。在这段时间里，

甚至无性的梦也可能以性的方式呈现。我曾经梦见自己是寺庙里的
一个幽灵，挥舞着锤子。醒来之后，我喘着粗气，感到子宫痛苦地
收缩着。其实这梦并不色情。

　　在做梦的孕妇中，近 60% 的人表示她们做的梦往往是噩梦。
梦反映了我们内心的矛盾和忧虑。当身体膨胀的时候，大脑也在努
力跟上。《怀孕与梦》(*Pregnancy and Dreams*) 一书的作者，心理
学家帕特丽夏·梅布鲁克 (Patricia Maybruck) 认为，梦可分为六
大类：童年时期未能解决的矛盾、对自己在伴侣心中不再具有魅力
的恐惧、对分娩的恐惧、对缺乏母亲技能的恐惧、对失去身体或情
绪控制的恐惧以及经济压力。约翰·霍普金斯大学的一项小型研究
表明，你更有可能在梦中准确预测宝宝的性别。也许潜意识能够告
诉我们平时所不知道的事？

　　有些心理学家，比如帕特丽夏·加菲尔德 (Patricia Garfield)，
在梦中发现了象征的模式。在孕早期：水和游泳象征着羊水，提着
沉重的袋子表示感到尴尬，开门、跌倒、溺水是对成为母亲的恐惧，
建筑物、花园、种子代表内部的生长，而小型水生动物 (如鱼类和
蜥蜴) 是我们对胚胎的认识。在孕中期：与前男友的恋情象征着性
欲和被剥夺的性生活，丈夫有外遇代表着不安全感，孕妇还会做与
自己母亲有关的梦。在孕晚期：旅行意味着害怕未知，大型动物是
对胎动的意识，孕妇还会梦到分娩的相关细节。

　　所有这些夜间焦虑都有好的一面。以色列心理学家塔玛尔·克
龙 (Tamar Kron) 和阿迪·布罗什 (Adi Brosh) 认为，孕妇在梦
中的大量情感经历能为分娩或当母亲做准备。在梦中 (或者是噩梦

中），我们可以化解内心的冲突和潜意识中对怀孕的焦虑。做梦的
意义可能是帮助我们处理新的信息，这就是为什么当生活发生改变
时，我们会做更多的梦的原因。

支持这一理论的研究是很吸引人的。怀孕期间经常做梦的人，
分娩时间比不做梦的人更短，平均少一个小时。在做梦的人中，对
于那些做了生动噩梦的人，分娩速度明显快于那些只做美梦的人。
怀孕期间做噩梦的妇女得产后抑郁症的风险显著降低。也许没有做
噩梦的妇女是属于习惯压抑自己感情的那种人，这些人之后会发现
自己在情感上并没有做好当母亲的准备。难道梦是在用这种虚幻的
形式帮我们为看似不真实的未来做准备吗？

我翻看了自己在孕早期时写下的日记，并被梦中的情景所震撼。
在上周写下来的日记里，我坐在摇摇晃晃的码头上，下着国际象棋。
码头是一个叫 5N 的广场，也被莫名其妙地称为 8T。我向前迈了一
步，掉进了水里。但这不是游戏的结束。我在水中上下浮动，感觉
河水把自己带到了下游。我开始随波逐流。

胎儿会做梦吗？

当你做梦的时候，你体内的孩子也在做梦。到了孕晚期，胎
儿 85%~90% 的时间都在睡觉，在快速眼动睡眠和非快速眼动睡眠
之间每 20~40 分钟循环一次。从大约第 27 周开始，胎儿开始做梦。
他们的梦基于对外界的印象，虽然这些印象只是他们感觉到的，而
不是真正看到的。诗歌朗诵比赛、棒球比赛以及你和丈夫的争吵，

这些生活中的噪声都可能会在胎儿的梦中回荡。

　　对于一个未出生的胎儿来说，做梦时间和清醒时间的长度可能是非常相似的。脑电图是一种测试神经元放电所产生的电信号的工具。当科学家用它来测试早产儿时，宝宝的大脑在快速眼动睡眠期间看上去就如同处于清醒状态中。胎儿很可能分不清做梦时间和清醒时间。在快速眼动睡眠期间，大脑中古老的区域——脑干接管了大脑。通过不时对存储记忆的新皮层进行访问，它以我们无法预测的方式，对清醒时的事物进行再处理。对于胎儿来说，快速眼动睡眠时期可能是完成大脑皮层突触连接的必要条件，而突触连接处是产生意识的地方。放心吧，做梦对宝宝的大脑发育是非常有好处的。

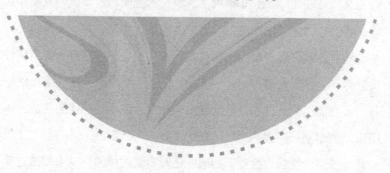

第 2 章

瘦弱的女人、强势的女人、尖肚子和圆肚子：
生男或生女的生物学机制

几个星期以来，我偶尔会感到肚子里有什么东西在乒乓作响，可能是宝宝，也可能是气体。一个朋友激动地低声告诉我："胎动的感觉就像仙女在扇动翅膀。"胎动这个词的术语听起来有些古旧——复苏，有一种精神在激荡的意味。现在到了第 19 周，也就是在我整个孕期到了大约一半的时候，孩子变得充满了活力。他能尝、摸、听、踢。他是那样充满生机！

从受精卵开始分裂的那一刻开始，胎儿的身体组织层层向内和向外折叠，就像折纸一样，形成裂隙、管道和原肠胚。组织膨胀弯曲，膨胀起来就像蛋奶酥一样。在这个中间时刻，胎儿应该长约 17 厘米，重 9 盎司①。如果把宝宝和水果进行类比的话，那他现在应该是芒果了。

对于像我这样的信息迷来说，超声波无疑是看到可爱胎儿的最好工具。早在 20 世纪 50 年代，这项技术就能通过声波的发出和接收，将目标物体以模糊的二维黑白图像呈现出来。对于测量胎儿大小、评估胎盘位置和盆腔结构、发现胎儿主要异常这样一类结构性检查来说，这是足够的。（一些医生使用三维超声，这种手段使用与二维扫描相同的技术，只是通过软件配合色彩还原了胎儿的三维图像。四维超声则是视频。）大多数女性选择在第 18 周到第 22 周之间进行结构性超声检查。如果你还没有通过羊膜穿刺来测试过胎儿的染色体，那么这次检查便是非常重要的，它可以告诉你肚子里怀的是男孩还是女孩（国外是允许性别检测的，译者注）。

---

① 1 盎司 = 28.35 克。

　　对于这一天，我期待已久，但这次产检开始却并不顺利。那天正好赶上暴风雪，我差一点儿就迟到了。我感到有些头疼，穿上鞋子，只走出公寓楼两三步就转身回来了。地上的雪又软又滑，很危险。穿高跟鞋，即使是软底的，也不是个好的选择。我跑回公寓，去换防滑的运动鞋，匆忙间一下子坐到带轮子的转椅上。刚倾下身，没想到椅子就滑了开来，把我砰的一声摔到了地上。这使我意识到怀孕期间身体的重心也发生了改变。

　　在去医院的整条路上和等待医生的过程中，我被抽筋折磨着，一想到摔跤会给怀孕造成不可逆转的伤害，就感到一阵阵反胃。丈夫试着帮助我冷静下来。

　　"你哪里摔着了？"他问。

　　"屁股上。"

　　"啊！"他高兴地说，"那就好，孩子应该是没事儿的。"屁股拥有强大的减震功能。

　　超声医生的解释就更有帮助了。她提醒我，一个 19 周大的胎儿被悬挂在羊水池里，就像水床里的鸡蛋。孕妇不慎滑倒，也算不上什么稀奇事。但如果在孕晚期没有足够的悬浮液时，摔一跤就很危险了。

　　当我看到宝宝在屏幕里还是那么活泼和健康的时候，抽筋就消失了。现在，我又有了别的焦虑。这项任务的目的是筛查出生缺陷。怀孕中期，胎儿应该达到各种发育指标。这时器官应该已经完成发育。铸造孩子外形的过程已经完成，他会是什么样子呢？

　　当医生用超声波探头探测我的腹部时，头顶的屏幕上突然出现了一片漩涡般的混乱图像。她用探头戳戳这儿，戳戳那儿，在胎儿的小身体周围绕来转去。我们注视着一个个不连贯的图形，在这个神奇宇宙中摆动跳跃：长长的脊柱、跳动的心脏、股骨、胫骨、肱骨、尺骨、桡骨、胸骨和手指，然后是宝宝的第一个头部特写：头围 19 厘米。

我问："头大不大？"

医生答道："正常。"

她的声音在幽暗的屋中回荡，紧接着是一阵沉默。我们都知道胎儿头骨的大小与智力没太大关系，但当我们谈论宝宝的大脑时，总希望听到关于聪明的形容词。接着，我又突然觉得这么想不太好，其实只要孩子身体健康就好。

我想看到的是胎儿正在成长中的大脑，但超声波却无法做到这一点。在怀孕的九个月里，新的神经元正在以每分钟 25 万个的速度产生。目前，脑细胞正在轴突和树突的纤维间构建网络。轴突是大脑的超级高速公路，可以远距离传递信息。树突是信息短距离传输的捷径，它们在孕晚期和出生后都会努力生长。轴突和树突就类似于大树的枝干和小的树枝。它们互相联系，就像米开朗基罗的画作《创造亚当》（*The Creation of Adam*）中，上帝对待亚当那样。有些神经递质（如多巴胺、血清素、乙酰胆碱等）能通过突触间的间隙传递信号，从而调节人们的情绪和新陈代谢。一些神经元负责胎儿的翻转和踢动，其他神经元则负责视觉、听觉和触觉。然而，还有一些神经元会影响欲望，包括肉体上的和精神上的欲望。婴儿一出生就拥有超过 1 000 亿个神经元。这是大脑的基本结构。

在此之后是心脏。医生说她不得不把探头使劲儿按压在我肚子上，这样才能通过调整角度来看清心脏的四个房间，两个心房和两个心室。她抿起嘴唇，又加了加力，之后缩小了观测的范围，将探头滑到另一个位置又试了一次。

突然，我们看到了一幕极为可爱的景象：仅有 10 英寸①10 盎司的小家伙举起了他不可思议的微型手，把它们放在了 19 厘米的头上。我们被迷倒了！令我感到惊讶的是，一个 20 周前不存在的小东西似乎有着保护自己头部的本能。

在 5 分钟紧张的心脏检查之后，医生紧皱的眉头也舒展开来。她告诉我们，胎儿的器官看起来很正常。脊椎、胃、肾脏和胎盘看起来也正常。在香肠状的脐带上，她给我们指了指三条正在搏动的血管。我们按常规方式对股骨和大腿骨进行了测量，看起来它们是正常的。还有十个手指和十个脚趾，我们也一一数过，都是正常的。

接下来就是判断宝宝的性别了。检查人员一脸探寻的表情看着我们。但我们**真的**想知道吗？

是的，我们想知道。我们真的很想知道。我们有了新的发现吗？通过几次点击和放大，我们看到了……两条薄薄的模糊的线，中间夹着一条厚厚的模糊的线。

一位医生曾经跟我说过，可以试着去找"汉堡"或"龟头"。如果发现有三条白带的"汉堡"，那么就是女孩的阴唇；如果发现有三个白点的"龟头"，那么就是男孩的阴茎和睾丸。我们找到了汉堡。

---

① 　1 英寸 = 2.54 厘米。

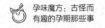
我们惊喜地凝视着她。

> 预测是非常困难的，尤其是对于未来的预测。
>
> ——尼尔斯·波尔

某些家族会有生女孩（或男孩）的倾向吗？

当我们对一个已经是 3 个男孩父亲的朋友说，我们正怀着一个女儿时，他开玩笑地回应道："生一个男孩需要一个男人。"

"事实上，"我毫不客气地解释道，"不论生男生女都需要一个女人来完成。"但事实上，我花了好几天才接受了怀着一个女孩的事实。不是说我不想要女孩，我只是始终认为自己怀的是个男孩。这基本上来自于一个妈妈的直觉。

我不知道是什么让我如此确定。也许是因为我丈夫的 4 个同胞兄弟都是男性吧。他的 4 个表兄弟也都是男性。我想他家族中携带 Y 染色体的精子一定很强壮。我的家族里男性数量也很多。我的表兄弟中，6 个都是男性。在祖父祖母双方的家族中，我都是孙辈中唯一的女性。所以我们双方家族中每代人都有很多男孩。男孩，男孩，男孩。我们当然也会生个男孩。

从数学的角度来看，我们这种情况其实不是很合理。如果生男生女的概率大致相等，那么对于生有 1 个男孩的夫妇而言，再次怀男孩的概率是 1/2。他们生第 3 个孩子时，怀男孩的概率是 1/4；生第 4 个孩子时，怀男孩的概率是 1/8；生第 5 个孩子时，怀男孩的概率是 1/16（比如我丈夫和他的兄弟）；以此类推。从统计上讲，有一些家庭，甚至是大家庭，生男生女都能符合这样的规律。有时，你必须不断地抛上很多次硬币，才有机会看到它的正面出现。

但逻辑并不有趣。我头脑里的叛逆思维总在寻找异常和奇怪的现象。如果给硬币增加 0.1 克重量，使其背面向上出现的机会更多，会发生什么呢？也就是说，如果对于一个男人，携带 X 染色体的精子（导致女孩出生）比携带 Y 染色体的精子（导致男孩出生）略带优势，或者情况相反，结果会是什么样呢？请原谅，我觉得这种想法特别有趣。

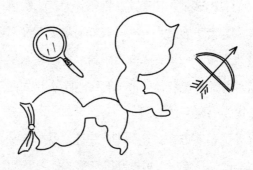

从一开始，携带 X 染色体的精子和携带 Y 染色体的精子，这两者出现的概率就不总是相同的。如果我跟你说，男性从一开始就更有优势，你会感到震惊吗？我们认为男女之间的性别比例是50∶50。事实证明，这与实际情况很接近，但并不是事实的全部。在世界上大部分地区，每100个女孩出生的同时，大约会有106个男孩出生。虽然携带 X 染色体和 Y 染色体的精子数量，对于大多

数男性而言是相同的，但是携带 Y 染色体的精子能够更快地进入卵
子，因为它们比携带 X 染色体的精子更快更轻。这就给生男孩带来
了优势。更多的男性胚胎在着床前的早期阶段存活了下来（怀孕时
男孩与女孩的比例可能高达 130∶100）。根据进化的观点，刚出生
时男孩数量比女孩多是因为出生后男孩还会减少。男性实际上是弱
者。从出生缺陷到各种意外，男孩比女孩受到的打击都更大。性别
比例在成年后达到平均水平。到了老年，鳏夫往往会选择适当的时
机再次结婚，因为寡妇的人数远远超过他们。

　　然而，出现容易生女儿而不是儿子的情况，往往是有直接原因
的。一个值得注意的原因是长期接触对生殖健康有害的毒素（如杀
虫剂、杀菌剂、熏蒸剂、二噁英、铅和其他有毒物质等）。接受过
化疗的癌症幸存者更容易生女儿，长期吸烟者和酗酒者也是如此。
一些毒素会改变激素水平，降低睾酮的水平，提高孕酮的水平，这
可能间接地对携带 X 染色体的精子有利。导致出生缺陷的永久性基
因突变也是可能的原因之一。

　　当然，无论是携带 X 染色体的精子还是携带 Y 染色体的精子，
都会因毒素而受到伤害。但男性胚胎承受的打击更大。这是因为女
儿有两条 X 染色体（XX），分别来自父母，而儿子只有一条（XY）。
女儿有一个备份的 X 染色体，而儿子没有。当只有一个 X 染色体
的男性胚胎出现问题的时候，他的麻烦就大了。通常许多男性胚胎
会自然流产。这种流产发生的时间非常早，以至于有些人可能会认
为自己只不过是月经来得有点儿晚。

　　基因突变可能解释了为什么有些家庭生的孩子都是女孩。但是，

过多的男孩是从哪里来的呢？为什么世界上所有的迈克·布拉迪斯
家族（Mike Bradys）和大卫·贝克汉姆家族（David Beckhams）都
是一个接一个地生男孩？这是巧合吗？

　　英国纽卡斯尔大学的科学家科里·盖勒特利（Corry Gellatly）
提出，性别选择基因假说能够解释为什么会有更多男孩。通过对
927 个家谱进行分析（其中包含的出生信息超过了 50 万人，可以
追溯到莎士比亚时代），盖勒特利得出了一个惊人的统计结论：有
更多兄弟的男人更有可能生儿子，而有更多姐妹的男人更有可能生
女儿。这种模式在男性中存在，但在女性中却没有。

　　虽然父母双方都有目前还未被证实存在的性别选择基因，但只
有男性才会遗传它们，因为只有男性才能产生精子。盖勒特利估计，
大约 20% 的男性有性别选择倾向。我感到很惊讶。也就是说每 5
个男性中就有 1 个有这种倾向！在这 20% 的男性中，有男孩倾向
基因的男性产生更多的携带 Y 染色体的精子，而具有女孩倾向基因
的男性则产生更多的携带 X 染色体的精子。盖勒特利认为，目前有
更多的男性具有男孩倾向基因，这就解释了为什么出生时的性别比
例通常是每 100 个女孩比至少 106 个男孩。

　　盖勒特利以全面进化的角度解释了这个有趣的现象。这有关物
种的生存问题。当人群中男性过多的时候，有男孩倾向精子的男性
（大多数是男孩的家庭）将他们的基因遗传给后代的概率要比有女
孩倾向的男性（大多数是女孩的家庭）少，因为在这种情况下男性
的交配机会比女性少。当群体中女性太多时，情况则刚好相反。为
了保持性别平衡，性别比例会像跷跷板一样上下浮动。我们也可以

换一种思路来看待具有性别倾向的精子，它是对人口变化的一种生物学反应。如果一场战争消灭了大部分男性人口，那么带有男孩倾向基因的男性将有助于在几代人内恢复男性人口的数量。这是因为有很多儿子的家庭更有可能至少有一个男孩在战争中幸存下来，而这个儿子很可能携带着他父亲的男孩倾向基因。这意味着，当这个幸存者有自己的孩子时，他所生的孩子更有可能是男性而不是女性。这将解开为什么战后（包括两次世界大战）出生的儿子比女儿多的谜团。

对于是否能够找到这种性别选择基因，我感到非常好奇。"我觉得找到这种基因的位点是非常可能的，"盖勒特利说，"但就目前情况而言，这样的研究可能还需要得到经济上或医学上的支持。"从对果蝇的研究中，我们已经发现了性别比例的遗传效应，但是对人类的研究还没有开始。只是因为好奇，很难使科学研究得到投资。事实上，许多人对"婴儿性别选择完全是随机的"这一观点比较认可。大多数情况下，他们的想法是正确的。

****

现在我们来看看母亲对孩子性别的贡献有多大。很多人错误地认为，是父亲决定了孩子的性别。从技术上讲，这是正确的，因为生男生女完全取决于与卵子结合的是父亲的 X 染色体还是 Y 染色体。然而，母亲可以决定哪个精子受精，还会影响到胚胎是否存活。我们虽然没有直接操控精子，但可以影响精子和受精卵生存的环境。毕竟，我们就是这个环境。我们是可以游泳的小溪，是能被穿越的贝壳，是可以漂浮的海洋，是能挖洞的沙子。有时环境有利于 X 染

色体，有时有利于 Y 染色体。适者生存的比赛就发生在身体这个竞
技场上。

当一位妇女有生理上的性别倾向时，这往往与她在某一时刻的
身体状况有关。我们的生理状态是会改变的。因为激素水平的升降，
我们有了月经周期；我们的体重可以上下波动；我们体内的化学反
应，在每年、每月、每天，甚至每小时，都发生着变化。所有这些
因素都可能影响孩子的性别。我们所创造的小生命是内外环境的产
物：我们生活的时代、所承受的压力、所吃的食物、我们的社会地位。
这些力量是具有进化意义的。它们是古老的，是我们的祖先遗留下
来的。并且，正如我们将要看到的那样，这些力量的存在是为了保
护我们。

> 如果我们生活在古罗马或希腊，我们就会被认为是体弱多病、
> 缺少魅力的人。
>
> ——格温妮丝·帕特洛

瘦弱的女人更有可能生女孩吗？

1970 年秋天，两个男人在哈佛大学的灵长类动物行为课上相遇
了。其中一位叫丹·威拉德（Dan Willard），他是一名身材纤细的数
学专业研究生，想认识更多女生。威拉德认为，灵长类动物的行为
将是一个能够引起女生对男生兴趣的话题。另一位叫罗伯特·特里

弗斯（Robert Trivers），他是一名身高 6.2 英尺①的研究生助教，喜欢说脏话以及发表一些激进的言论。一天，特里弗斯作了一个关于出生性别比例的讲座。特里弗斯指出，对于或多或少属于一夫一妻制的人类而言，女性结婚时往往会考虑对方的社会经济情况。一个贫穷的女孩比一个贫穷的男孩更有可能长大成人，并有好的婚姻归宿。

听了讲座，威拉德想了很多。他问特里弗斯，那岂不是说如果富人多生男孩，他们的后代就可以轻易找到那些想攀龙附凤的女孩结婚了？同时，如果穷人多生女孩，他们的后代也就可以通过婚姻提升自己的社会地位了？他的一个更为激进的想法是，难道人类已经在不知不觉中这样做了吗？

将成为著名的进化生物学家的特里弗斯喜欢这个问题。当威拉德回到他的数学世界和对女生的浪漫追求中时，特里弗斯决定进一步研究这一理论，并对其进行拓展。在接下来的三年里，他想出了一个永远改变生物学的理论：父母投资理论。简单地说，这个理论认为生孩子的代价是很高的，尤其是对母亲来说。为了从对孩子的投资中获得最大的收益，母亲应该更倾向于选择某些性别的孩子，而这样的孩子更有可能将她的基因传承下来。当食物充足、各方面条件对母亲有利时，儿子是更好的投资对象，因为强壮、健康、营养充足的男性会吸引很多伴侣。当生活条件不太好的时候，女孩是更好的投资对象，因为与营养不良的、地位相对低的男孩相比，相同状况的女孩更容易吸引伴侣。特里弗斯发现，这样的证据无处不在。在鹿、兔子、老鼠，甚至鸟类和蜜蜂的世界中就是这样。在

---

① 1 英尺 = 30.48 厘米。

进化生物学家中，这一倾向被称为特里弗斯 - 威拉德效应（Trivers-Willard effect）。

很快，研究人员也发现了特里弗斯 - 威拉德效应在人类身上存在的证据。他们以妇女怀孕前的体重作为资源稀缺的标志。意大利的研究人员收集了近万名新妈妈的数据，他们发现，体重最轻的那 25% 的女性（怀孕前体重在 119 磅或以下的女性），无论身高如何，生女儿的概率都明显高于体重更重的女性。体重最轻的那 25% 女性生女儿的概率与最重的那 25% 女性生女儿的概率分别为 51% 和 47%~48%。（怀孕前，我的平均体重偏低：身高 5 英尺 6 英寸，体重 117 磅。我怀了个女孩。）如果一个女人非常瘦，身体可能会认为这种热量上的限制是存在压力和营养缺乏的表现。可能当今社会的人们并不这样认为，但我们的身体并不知道这种观念的转变，毕竟瘦曾经意味着饥荒，而不是时尚。

随着时间的推移，瘦女人会生更多女儿的证据越来越多。在埃塞俄比亚，另一组研究人员收集了最新的生育数据。研究者以被测者的上臂周径指数来评判瘦的程度（考虑到皮褶厚度以及脂肪和骨骼，上臂周径被认为是比体质指数更精确的营养状况指标）。在四肢最细长的那 25% 女性中，生女儿的概率是最胖、最壮的那 25% 女性的两倍多。与此同时，挪威的一个小组跟踪了近 4 万名妇女怀孕期间和之后的情况。他们发现怀孕前得厌食症的女性怀女孩的概率比体重正常的女性多 10%，吃减肥药的女性怀女孩的概率高出 9%。

特里弗斯 - 威拉德效应也可以更普遍地解释与压力和性别相关的有趣发现：已婚的或与伴侣一起生活的母亲往往有更多的儿子，

单身母亲有更多的女儿。富裕国家的妇女会有更多的儿子，贫穷国家的妇女会有更多的女儿。在柏林墙倒塌之前，联邦德国出生的男孩比民主德国少。身材高大的父母有更多的儿子，而身材矮小的父母有更多的女儿。基于"福布斯 2008 年富豪榜"的一项调查显示，嫁给亿万富翁的女性有更多的男孩，他们所生的孩子中 60% 都是男孩。（有趣的是，对于白手起家的女性亿万富翁来说，情况并非如此。）

所以，这里有一个价值数十亿美元的问题：我们的身体是怎样在男孩和女孩中做出带有偏向性选择的呢？没有确切的答案。最流行的理论认为，营养不良会使子宫对胚胎的支持程度降低，而男性胚胎比女性更弱，更需要得到帮助。当你控制食量，吃低脂肪、低热量的食物，或者压力很大时，葡萄糖（血糖）水平就可能会降低到某个临界值以下。低葡萄糖水平导致孕激素的缺乏，而孕激素能够增厚并维持子宫内膜。这对男性胚胎来说是个坏消息。当子宫没有丰厚的内膜时，坚强的女性胚胎比男性胚胎更有可能在子宫内膜较少的情况下，成功地着床并维持自身的生存。

我们如何预知这种情况的发生呢？糖尿病妇女服用可降低血糖的胰岛素时，明显会生更多的女孩。但是给女性糖的刺激，就像在高糖培养基中培养受精卵，会使男性胚胎比女性胚胎更能茁壮成长。牛津大学和埃克塞特大学的研究人员在一项名为"你就是你妈妈吃的东西"的研究中发现，在怀孕前采取高热量饮食（平均每天摄入 2 413 千卡[①]）的女性中，56% 的人生了男孩；而在采取低热量饮食（平均每天摄入 2 283 千卡）的女性中，这一比例只有 45%。学者

---

① 1 千卡 = 4 185.85 焦耳。

们争论这是否是随机的关联。与男性生育尤为相关的一种食物是早餐麦片。每天早上吃一碗麦片粥或其他谷类食品的妇女，生儿子的概率几乎是不吃早餐的妇女的两倍。研究人员称"不吃早餐会长期降低血糖水平，身体可能会认为这是环境条件恶劣的表现"。

这种性别倾向的影响是轻微的，把自己饿到能招来秃鹫的程度，也不能保证你会生一个女儿。但这种影响在统计学上确实是有显著差异的。目前尚不清楚，天生瘦弱的女性与因饮食或环境而导致营养不良的女性在生女孩方面是否存在差异。慢性营养不良可能与突然饥饿有着不同的影响。荷兰人在 20 世纪 40 年代中期经历了一场突如其来的冬季战争饥荒，在这之后出生的女孩数量也并没有多过男孩。为了生女儿去节食是荒谬的。如果你在怀孕期间变得瘦弱，甚至可能会影响宝宝的基因。这只是众多进化怪现象中的一个，就像其他任何只适用于个体而不是庞大种群的事物一样，是非常不可靠的。

尽管特里弗斯 - 威拉德效应确实在发挥着作用，但在如今瘦代表着富有而不是贫穷的世界里，进化对于女性的影响已经不适用了。如果身材瘦小的明星和社会名流生更多的女儿，那么这些公主就会变得娇生惯养，而不是被穷养。唯一的问题是，她们可能会抱怨自己的社交环境中缺少合适的单身汉，毕竟会有多少亿万富翁是男孩呢？

双 X 染色体或单 X 染色体？

早在 20 世纪 60 年代，生物学家兰德朗姆·谢特斯（Landrum Shettles）就宣称有一个科学的方法可以用来解决如何选择胎儿性别这个古老的问题，那就是：知道你什么时候排卵。这背后的想法是，当宫颈黏液变得非常光滑时，我们子宫内的土壤是最肥沃的。携带 X 染色体的精子比携带 Y 染色体的精子多出近 3% 的 DNA，这使得它们更强大、更有生命力。但是在争夺卵子的竞争中，更活跃的携带 Y 染色体的精子们会更快地到达终点，更容易穿过与排卵相关的宫颈黏液（而且最好是在高潮时穿过）。这意味着，如果性交发生在排卵日，我们更有可能怀一个男孩。但是，如果性交在排卵前 2~4 天内发生，那么更多的携带 X 染色体的精子会在漫长的等待和排卵前恶劣的环境中存活下来。这时我们更有可能怀一个女孩。性交的时间也可以解释这一现象：当妇女在月经周期早期排卵，或卵泡期（月经和排卵之间的时期）为 15 天或更短时，会生育更多的男孩；而卵泡期为 17 天或以上的妇女所生的女孩更多。

但是谢特斯的方法有效吗？就像自然情况一样，大约有一半的时间有效（而另一半的时间没什么用）。而且一些科学研究得出的结论却不相同，这些研究认为性交的时间与排卵的关系在宝宝的性别选择上没有统计学上的意义。我认为，谢特斯的理论确实有一定道理，但却没有什么实际价值。对大多数夫妇来说，预测排卵是不实际的或者不可能的。只能说，如果按谢特斯的方法去做，每出现一个成功的故事，就会有另一个人说这种方法不起作用。

确定婴儿性别的最佳时机是性别预选过程。大多数技术依赖于 X 染色体比 Y 染色体重的事实，因此 X 染色体在凝胶层中的电泳速度要慢一些。X 染色体和 Y 染色体可以被分类和分离，成功率约为 70%。还有一种被称为荧光原位杂交（fluorescence in situ hybridization,FISH）的高科技程序可以分离两种染色体。DNA 探针被置于精液中，分别检测 X 染色体和 Y 染色体。当它们与染色体结合时，会发出不同的霓虹灯似的颜色。利用该方法可获得纯度为 85% 的携带 X 染色体的精子和纯度为 75% 的携带 Y 染色体的精子。在体外受精的过程中，将一个符合性别要求的胚胎移植到女性子宫，这是一种体外选择胎儿性别的方式。

强势的女人更容易生儿子吗？

对于希望生男孩的夫妇，传统的建议有吃红肉、让男人更主动并确保他先达到高潮等。这些是老式的方法，带有性别歧视色彩，是"男人才能决定生男孩"的思维方式。

男性决定是否生男孩的观念根深蒂固，以至于它也融入了现代科学领域：激素睾酮对性别比例有影响，有利于男孩。睾酮通常与男性有关。不只是一般男性，还包括阿尔法男性，即强大的、有男子气概的、好斗类型的男性。几乎没有证据表明，这样的男性真的会有更多的儿子，尽管一些研究表明，睾酮水平异常低的男性可能会有更多的女儿。

但认为睾酮只是一种男性才有的激素是错误的。睾酮也存在于女性的血液中，尽管在血清中的水平只是男性的十分之一左右。当然，这只是平均水平。有些女性体内天生就有很高的睾酮水平。有时其激素水平会高到与男性范围的低限相重叠，而有一些女性体内则拥有可以提高睾酮水平的环境。在两性中，较高的睾酮水平与强势的行为和性格有关。激素含量越高，这种强势的味道就越明显。一个有着高睾酮水平的女人，你可以叫她混蛋、恶霸，但她同时也更自信、有竞争力、有主导性、有力量、有进取心、有野心，而且更有可能拥有较高的社会地位。

奥克兰大学进化心理学家瓦莱丽·格兰特（Valerie Grant）是一个 4 个孩子（男孩）的母亲，她曾站出来宣称，母亲睾酮水平高与生男孩有关。了解了上述科学道理，我们就能理解她的说法并不是男性至上主义。格兰特的研究始于四十多年前，那时候她说她能够根据怀孕母亲的性格特征，通过自己的直觉猜出胎儿的性别。她认识的性格强悍的人往往会生男孩，而害羞的、富有同情心的人往往会生女孩。在 20 世纪 80 年代，她想出了一个方法来测试母亲性格对后代性别的影响。她对妇女怀孕前后的情况分别进行测试，询问她们经历情感变化（比如骄傲、庇护、羞辱、钦佩、害羞、内疚等）的频率。越自信果断的人，在测试中的得分就越高。一个女人在支配地位方面的得分越高，她就越有可能生一个男孩。而且如果她有不止一个孩子的话，可能生的都是男孩。格兰特测试的在线版本可在 www.exratio.com/test. 网站上找到。我的预测结果是有 85% 的概率会生女孩。呃……

随着时间的推移，其他研究人员也得到了类似的观察结果。伦敦经济学院的进化心理学家金泽聪（Satoshi Kanazawa）发表了一份研究报告，表明拥有强大"男性大脑"的女性（如科学家、工程师和数学家等）比那些有着强大"女性大脑"的女性（如护士、治疗师、学校教师等）会生更多的男孩。研究同时认为激素在其中

发挥着作用。利物浦大学生物学家 J.T. 曼宁（J. T. Manning）发现，
接触高浓度睾酮的女性（和男性）更可能生儿子。（我们可以用食
指和无名指的比例来衡量胎儿接触睾酮含量的高低：如果你的无名
指比食指长，那么你就曾暴露在高浓度的睾酮中。）

　　除了研究睾酮之外，格兰特还扩展了她所谓的母性支配理论：胎
儿的性别取决于母亲的身体状况和社会环境。格兰特认为"无论一个
女人怀的宝宝是什么性别，对此时此刻的她来说，这就是最正确和最
佳的选择"。具有支配地位的母亲可能更主动，更适合养育男孩；而
有同情心的母亲更容易对孩子的要求作出反应，更适合养育女孩。

　　母性支配理论是特里弗斯 - 威拉德效应的一个概括：胎儿在母
亲的体内环境和社会环境中生长，所以最适合这些条件的性别也更
具有选择优势。可以说，在这种情况下，占强势地位的妇女可能具
有更大的竞争力和更高的社会地位，这些条件更有利于儿子。至少
对于我们的祖先而言是这样的。与被动的、社会地位低下的男性相
比，有竞争力的、社会地位高的男性会拥有更多的交配机会。但这
种地位上的区别，对于女性寻找配偶而言没有太多影响。

　　格兰特推测，当精子聚集在卵子周围时，对一种性别或另一种
性别的选择就发生在受孕的那一刻。由于很难要求女性为了科学
研究而捐献卵子，所以格兰特和她的同事们选择了另一种雌性哺乳
动物——奶牛作为研究对象。与人类一样，奶牛的卵子在卵巢中发
育。每个卵子都悬浮在一个叫做卵泡的泡泡里，每个卵泡都充满了
液体，其中含有睾酮。就像格兰特推测的那样，在受孕前 8 周，暴
露在高浓度睾酮中的卵子在体外受精时，更容易接受含 Y 染色体的

精子，于是奶牛就会怀更多的雄性宝宝；而暴露在低浓度睾酮中的受精卵，则更容易接受含 X 染色体的精子，奶牛就会怀更多的雌性宝宝。这样看来，好像卵子才是最有决定意义的因素吧。

睾酮水平一直在波动。虽然一些女性体内的睾酮在几个月或几年内会一直保持很高或很低的水平，但外部因素（比如工作中的竞争环境、家庭的不和、搬新家的情况，甚至是突如其来的紧张感）可以暂时提高我们的激素水平。睾酮水平通常会随着年龄的增长而下降。具格兰特估算，大多数人（大约 68%）的睾酮含量一年中会在平均水平的一个标准差内波动，她们生男生女的概率一样。而约 16% 的人睾酮含量持续比平均水平高得多，她们总是倾向于生男孩；16% 的人睾酮含量比平均水平低得多，她们总是倾向于生女孩。

母性支配理论仍然存在争议，很多因素难以量化：睾酮的含量到底要高到什么程度才会影响到我们的卵子？血液中的睾酮与卵泡中的睾酮是如何关联的？哪些性格特征或环境因素与这些激素水平相对应呢？当压力达到多少时，才能使睾酮水平波动，达到影响后代性别的程度呢？这是很复杂的。

巧合的是，一项对"福布斯 2008 富豪榜"的研究发现，白手起家的女性亿万富翁往往会生更多的女孩。这似乎与母性支配理论相矛盾（尽管嫁入豪门或继承了财富的女性会生更多的男孩）。为什么这些亿万富翁会生更多的女孩呢？研究采用的样本量太小了，不足以说明任何问题。但这不禁让我们怀疑，在 21 世纪及以后，自然进化的影响力是否正在减弱呢？为什么女孩不能像男孩那样因母亲具有高水平的睾酮而获益（或者反之）呢？而懂得换位思考的、有同情心的、低睾酮激素水平的男性在现代社会中将越来越受到重视。毕竟，那些在外打拼的女强人也需要有人帮忙抚养孩子。

关于尖肚子和圆肚子的真相

我的肚子又高又紧，看起来尖尖的。如果只看我的背面，没人会想到我已经怀孕了。而我们常说的那些"圆肚子"的妇女，是指肚子抬得很低，并且在身体两侧也显出更多的孕妇。很多人会认为这是种预兆。有人跟我说尖肚子怀的是男孩，而圆肚子怀的是女孩。（一些老人认为情况正好相反。）

对于我的情况而言，这种说法是不正确的。可是，这个理论是否真的有一点道理呢？约翰·霍普金斯公共卫生学院的发展心理学家珍妮特·迪皮特罗（Janet DiPietro）也问了同样的问题。她招募了100多名不知道自己孩子性别的女性，让她们对孩子的性别进行猜测。不论肚子的形状是尖的还是圆的，只有大约 43% 的人能根据肚子形状猜对孩子性别，其准确性比随机进行的猜测还要低。

有趣的是，基于感觉或梦的猜测要准确得多。71% 受过大学教育的准妈妈比只有高中学历的女性能够更准确地猜测出宝宝的性别。顺便说一句，预测性别的其他流行方法都没能通过科学验证。基于出生日期（按出生月份和出生年份确定宝宝的性别）和胎儿心跳（每分钟心率超过 140 次的是女孩，反之是男孩）的两种预测方法，在各项研究中都无法被证实。

虽然通过肚子形状预测宝宝性别的方法并不可行，但它确实

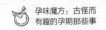
揭示了腹部肌肉的一些情况。初次做母亲的人和腹部肌肉强壮的人
往往会有尖肚子，因为这些肌肉能更好地支持宝宝。而具有圆肚子
的人通常是那些有过生育经验的母亲。她们腹部柔软，因此宝宝的
位置较低。这样一来的好处是，可给肺和胃留出更多的空间（尽管
膀胱的空间更少），使她们能够更轻松地呼吸和进食。在怀孕期间，
当宝宝逐渐长大时，尖肚子就会变成圆肚子。

为什么女孩子更喜欢粉色？

　　现在你们已经知道我怀的是一个女孩。我彻底被粉红色的世界
包围了：粉色的尿布、粉色的连体衣、粉色的小狗。我有一件浅粉
色的孕妇衬衫，上面写着"快乐的粉红"。所有这些粉色让我的胃
有点儿难受。

　　然而，粉色并不一定总是对应女孩，蓝色也不一定总是对应男
孩。很久以前，蓝色被认为是一种略带女性意味的颜色，而粉红作
为象征权力的红色中最浅的色调，更适合小男人。19 世纪或 20 世
纪初，这种传统观念发生了根本改变，粉红色成为女孩的传统颜色，
而男孩的传统颜色则变成了蓝色。从这个角度看，具有性别特征的
颜色完全受文化的影响。

　　故事可能就此结束，但一些研究人员观察到，女性似乎真的比
男性更喜欢粉色和红色。研究人员认为生物学与文化一样，对颜色
的性别倾向也具有影响。一项有 4 500 多名志愿者参与的研究发现，
女性将红色作为她们首选颜色的概率是男性的两倍。你可能会想，

这只是受文化影响。但纽卡斯尔大学的另一项更深入的研究发现，那些不受粉色文化背景（比如芭比娃娃和芭蕾舞演员）影响的女孩，喜欢红色调（尤其是略带紫红的色调）的程度与英国女孩一样多或更多。在大约 200 名二十多岁的参与者中，与更喜欢蓝绿色的男性相比，两组女性都更喜欢红色。对研究人员来说，这些结果暗示了女性有着偏爱红色（包括粉红和紫色）的潜在生物学基础。

根据进化的理论，女性比男性对红色（包括粉色和紫色）更敏感，因为女性曾经专门负责采摘任务。我们的女性祖先需要在绿色的灌木丛和荆棘中看到成熟的红色果实，而男性捕猎者们则不需要那么敏锐的视觉（食肉动物也是红绿色盲）。就女性而言，能对红色细微的深浅变化感知也非常有用，因为社交信息是用红色表达的。她在撒谎吗？他尴尬吗？孩子生病了吗？女性往往比男性更善于捕捉情感上的细微差别。

就其本身而言，这个理论并不完全令人信服，但它得到了生物学的支持。它是这样表述的：我们的眼睛里有一种叫做光锥的颜色探测器。光锥中含有对红绿蓝敏感的色素分子，被称为视蛋白。而产生红绿视蛋白的基因位于 X 染色体上（蓝色视蛋白是独立的，位于常染色体上）。我们知道，男人只有一条 X 染色体，而女性则有两条分别来自父母的 X 染色体。如果男性刚好从母亲那里继承了具有红绿视蛋白缺陷的基因，而此时又没有另一条 X 染色体作为备份，那么就会得红绿色盲。女性之所以能受到保护，是因为她们的两条 X 染色体上都有视蛋白基因。在女性眼中，一些细胞激活了母亲的视蛋白基因，另一些细胞激活了父亲的视蛋白基因。

更有趣的是，拥有两条 X 染色体的女性可能会继承多余的视蛋白基因。她们不仅拥有三种常规的视蛋白受体，而且还有第四种不同的视蛋白受体：蓝色、绿色、红色，再加上稍微偏色的红色（或绿色）。考虑到 X 染色体在这个部分如此容易发生突变，拥有多余的光锥就不是什么奇怪的事了。估计有 15%~50% 的女性都存在稍稍有些偏色的第四类视蛋白基因。这意味着，虽然有着普通的三色光锥载体的男性可以分辨出大约 100 万种不同深浅的颜色，但理论上讲，有四色光锥的女性可以分辨出 1 亿种不同的颜色。这取决于两个红色（或绿色）光锥之间的重叠程度。例如，这些超级女孩会对不同的红色更加敏感，能够分辨出淡橙色、青色、胭脂红、珊瑚色、果酱色、薰衣草色、洋红、猩红、玫瑰红等颜色之间的细微差别。如果你是一名女性，即使你不认识这些颜色，也很有可能感知到包括粉色在内的各种红色色调。

味觉增强的人倾向于选择口味微妙的食物。对红色有着更强感知能力的人也同样更喜欢略带细微差别的红色吗？这种说法还有待观察。但如果你对某种颜色不敏感，你也就不会偏爱它。

话虽如此，在我女儿还是小婴儿的时候，她不太可能比其他颜色更喜欢粉红色。虽然所有 4~5 个月大的孩子盯着红色的时间都是最长的，但女婴似乎并不比男婴更喜欢红色。孩子们需要多久才能观察到一个完整的颜色范围呢？很多人都猜测过这个问题。一些研究人员认为至少要一年的时间。即使一个女孩在成长阶段喜欢粉红色，这个颜色也不一定是她成年时最喜欢的颜色。正如纽卡斯尔大学的研究人员在他们的跨文化研究中指出的那样，女孩对粉红色的偏好可能是在人类普遍偏爱蓝色的天性基础上发展而来的。

　　是的，就是蓝色。许多关于颜色偏好的研究都表明，男性和女性最喜欢蓝色，尽管女性更喜欢像紫色的红蓝色，而男性更喜欢蓝绿色。但对蓝色的喜好是普遍存在的。粉红色好看，但蓝色更好看。

第 3 章

肥胖的老鼠、三文鱼和大豆晚餐，以及为什么
祖父母的饮食习惯很重要：食物和胎儿

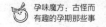

在怀孕第 20 周零两天的时候，我们（胎儿和我）在吃奶油蛋糕。奶油蛋糕和其他简单的碳水化合物一直都是我喜爱的食物。我告诉自己，奶油蛋糕里面有鸡蛋，确切地说是 6 个鸡蛋，鸡蛋是钙和胆碱以及其他营养物质的来源，这些鸡蛋的成分会进入我女儿的体内。

所以我的小宝贝是用什么做的呢？糖、香料、黄油和鸡蛋。想一想饮食是如何影响胎儿的吧。我想起了沃尔特·惠特曼（Walt Whitman）诗中的一句话："每天都有一个孩子降生，他第一眼看到的东西，就是他将会变成的那个东西。"她是我们在假期里一扫而光的橙子和黑巧克力，是我最喜欢的杏花茶。她是我在孕早期一直坚持服用的维生素 B 复合物，她是充满罪恶感的比萨饼、让人迷恋的胡萝卜，以及神圣的鲑鱼晚餐。我吃的是什么，她就是什么。她是雨水和青草。她也是阳光。

我所做的一切都影响着我体内的、属于我的，但又不是我的胎儿。作为一个整体，我现在有两个大脑、两个嘴巴、两个舌头、两颗心、四只眼睛、四条胳膊和四条腿。昨天丈夫还在床上喃喃地对我说："我爱你，我爱你们俩。"之后，我熬了一会儿夜，自己躺在黑暗中，静静地听着吊扇的嗡嗡声。

我和胎儿之间的联系是如此的紧密，以至于我所吃的、喝的、做的和感觉的东西都可能影响她的基因表达。解决这一问题的科学领域被称为表观遗传学。饮食、激素、毒素、病毒以及母亲的生活，都可能以表观遗传的方式改变宝宝的基因"食谱"。宝宝可能会同时继承基因和对于基因的修饰。表观遗传学为我们提供了一种新的方式来看待我们的血统和所继承的东西。

　　蜜蜂的故事最能说明表观遗传学的力量。在蜂群中，所有的雌
性都有相同的 DNA，它们都是克隆体。但其中一个克隆体比其他
的都大，成为蜂王。它有丰满的卵巢，寿命长达几年而不是几周。
这只是因为它吃了一些不同寻常的东西。当它还是个小幼虫时，就
开始吃蜂王浆。这是一种富含 B 族维生素的物质，对那些能够使大
多数蜜蜂变成工蜂而不是皇室贵族的基因起到抑制作用。至少在蜜
蜂王国，不是基因，而是能改变基因表达方式的饮食造就了女王。
任何蜜蜂都有可能成为皇室成员。

****

　　总是处于食物链的顶端并不容易。上周我在医生办公室里称了
体重。护士把不同重量的滑块一个接一个地移到天平的横杆上，现
在她需要更大重量的滑块来平衡横杆了。她朝我开心地一笑："没
再呕吐了吧？"是的，我的体重正在迅速增加。

　　怀孕期间，怀单胎的孕妇体重平均增加 25~35 磅：孕早期增加
3~5 磅，其后每周增加 1~2 磅。所有的重量都去哪儿了呢？2 磅用于
胎盘，6 磅用于血液和羊水，2 磅用于膨胀的子宫，2 磅用于肿胀的胸
部，另 7 磅用于大腿和臀部的脂肪储备。7~8 磅的体重最终留给宝宝。

　　蛋糕丰富的成分最终变成了一个 7 磅重的婴儿。

> 　　我们之间是如此的合二为一，以至于当一个人哭泣时，另一
> 个人就会尝到盐的滋味。
>
> 　　　　　　　　　　　　　　　　　　　　　　　　　——佚名

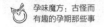

饮食会影响宝宝的基因吗？

如果宝宝的基因组是一张蛋糕配方，那我就有可能正在无意识地调整它，比如加入更多的蛋黄、柠檬，或是少烤 10 分钟。我所做的改变就像写在菜谱上的说明。主菜谱完好无损，没有什么能被抹去或永久改变。成分都是一样的，但最终的产品与其他情况下得出的产品是不同的。

表观遗传学的全部内容就是调整基因组的"配方"，改变基因的活性而不改变基本的 DNA 序列。从技术上讲，我们吃的食物中含有具有甲基基团的有机化合物。这些化合物会附着在胎儿的基因上，并改变基因的表达（尤其是在发育初期）。加入甲基基团会降低基因表达(甲基化),而去除甲基则会使基因表达增强(去甲基化),就像开关或调整音量旋钮一样。其改变可能是巨大的，就像把本来会做成厚实棕色蛋糕的配方稍微改一改，就能使它变得蓬松而呈现柠檬黄色一样。

在某种程度上，这正是杜克大学和贝勒医学院的科学家们在一种名为刺豚鼠的动物身上进行的实验。他们对两种刺豚鼠进行了研究，其中一种毛发疏松，带有柠檬黄色（这是常规的品种）；另一种毛发紧凑，带有棕色。虽然这两种刺豚鼠从外表上看起来完全不同，但它们和同卵双胞胎一样，在基因上是相似的。如果只注意它们的 DNA，你会发现这两种刺豚鼠拥有完全相同的遗传密码，它们之间唯一的区别是饮食不同。在怀孕前两周以及整个妊娠期和哺乳期时，有紧凑的棕色毛发的刺豚鼠吃了一些添加了化学物质的食

66

物，这些化学物质可以将甲基基团提供给基因。这个实验中，被添加的化学物质包括维生素 B_{12}、叶酸、胆碱和甜菜碱等 B 族维生素。在棕色刺豚鼠胚胎发育的早期，这些甲基基团附着在通常促进黄色色素和肥胖（与糖尿病和癌症有关）的基因位点附近，使这些基因无法发挥正常作用。

这是一个惊人的实验。刺豚鼠易患肥胖症、糖尿病和癌症，只有通过改变母亲的饮食才能解决这一问题。这只母鼠的喂食量是正常刺豚鼠的 3 倍，相当于人类服用额外维生素的剂量。含有这些营养成分的食物有：肉类、肝脏、贝类、牛奶（含有维生素 B_{12}）、多叶蔬菜、葵花籽、面包酵母（含有叶酸）、蛋黄、大豆（含有维生素 B_6 和胆碱）、甜菜、小麦和菠菜（含有甜菜碱）。

后来的研究发现，在豆制品中，有一种叫做染料木素的弱雌激素具有同样的神奇效应，可以将具有肥胖和癌症相关遗传易感性的普通小鼠转化为健康的棕色小鼠。大豆中增加基因甲基化的成分叫做染料木素。研究人员指出，亚洲人是世界上大豆摄入量最高的人群，其人均摄入量是西方人的 2 050 倍，他们患乳腺癌、结肠癌以及前列腺癌的风险最低。这难道不是很有趣吗？在移居美国的亚洲移民中，那些在东方孕育和长大的人，罹患乳腺癌的概率会比她们在西方长大的孩子小得多，这难道不是很奇怪吗？豆制品中的染料木素似乎可以防止基因自身过度表达，从而避免癌症的发生。

在鸡蛋和肝脏中，胆碱也是一种含有甲基的化学物质，也有表观遗传效应。在孕晚期时，当母鼠摄入的胆碱含量是正常情况下的 4 倍时，其后代患上肿瘤的概率要比那些不吃胆碱的刺豚鼠后代少。

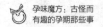

它们的视觉和听觉记忆能力会提高30%，衰老的速度也比常规的啮齿动物慢。

胆碱、叶酸、大豆和其他含甲基的食物对我们来说是一种天然的诱惑。从食物中摄取这些营养是有益的，但过度服用补充剂就不好了。在胎儿发育过程中，基因的甲基化和去甲基化都是靠自身来调节的。这就是为什么尽管心脏细胞与脑细胞都有相同的DNA，但两者的表达却不同的原因。时机对胎儿来说就是一切。在胎儿发育的早期阶段，基因的甲基化和去甲基化可能有助于抑制或促进某一特定基因的表达，但同样的调整在后期可能就是有害的了。比如对于某些食品配方，如果在开始的步骤中加一点儿糖，味道会更好；但如果稍后再加，味道却会变糟。我们中的一些人可能携带着对某些少量补充剂超级敏感的潜在基因，这就像对于某些食物，即使是加入一点点辣椒，也会改变整个风味。数量的多少也很重要。我们可以让胎儿或者自己多接触一些好的食物。

例如，最近关于叶酸的研究发现，补充叶酸可以降低发生神经管缺陷的风险，这就是食用富含谷类的食物被看成是一种很好的健康策略的原因。但整体情况要复杂得多。有证据表明，怀孕期间过量补充叶酸和维生素B会提高哮喘（人类儿童）和肿瘤（小鼠）的发病风险。一些专家担心，由于表观遗传因素的作用，过量摄入多种维生素可能会使儿童易患肥胖症和代谢综合征。当正常饮食的怀孕大鼠摄入过量的多种维生素时，它们的宝宝就会变得更加饥饿，几乎无法控制对食物的摄入。孕妇暴露于过量维生素E补充剂后，婴儿患先天性心脏病的风险增加了5~9倍。想想为什么在美国肥胖症、心脏病和其他医疗问题会如此流行吧。这个消息尤其发人深省。过度关注健康的人对 10 种膳食性维生素摄入的量是推荐值的 2~7 倍。

这并不是说我们连豆腐都不能碰。研究人员猜测，在胎儿发育过程中，接触大量的染料木素对癌症有预防作用，但也并不总是如此。一项研究表明，只有等孩子进入青春期时，随访才能真正搞清楚大豆是否真的具有防癌作用。一些研究人员警告说，过早食用大豆（比如新生儿喝豆类婴儿配方奶粉）可能会增加癌症的风险，因为这会干扰发育过程，或者通过消耗叶酸而对表观遗传效应造成影响。

这些关于大豆、胆碱、B_{12} 和叶酸的研究只是我们对这些能够改变基因表达的化学物质的初步了解。未来的研究目标包括儿茶素（绿茶中）、黄芩素（中草药中）、姜黄素（咖喱中）、布洛芬、番茄红素（西红柿中）、石榴提取物、槲皮素（植物中）、硒、铌（植物和海鲜中）、α 和 γ 生育酚（抗氧化剂）、丙戊酸和锌。鸡蛋、酸奶、肝脏和阳光中的维生素 D 被认为是改变表观遗传的金矿。产前维生素 D 的缺乏与儿童患哮喘的较高风险相关。ω-3（鱼和亚麻籽中）会影响大脑发育相关基因。酒精和高脂肪的饮食可能会通过调节关键基因的开关增加疾病风险。我们在怀孕时所有的饮食都会影响宝宝的基因。

即使我们现在对饮食的表观遗传学有了很多了解，但最好的建议还是那些传统的说法：吃绿叶蔬菜、鸡蛋、水果、鱼、坚果、豆类、全谷类，加上一些脂肪和一些奶制品，但不要吃得太多。饮食方面

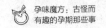
要注意营养均衡。吃一些蛋糕是可以的，但别吃太多。

****

　　科学家们曾经认为我们与胎儿的基因系统是封闭的，与饮用水、鸡蛋、蛋挞和其他所有可能接触到的食物无关。现在看来，这是多么简单的想法啊。现在我们可以确信，我们的基因和孩子的基因都不是一成不变的。不幸的是，对烤箱里的面包来说，至少现在还没有完美的配方。

BPA 的危害

　　健康的饮食能抵消我们无意识中摄入的毒素吗?

　　最新的研究表明,几乎所有的人都接触了过量的双酚 A（BPA），这种化学物质被用做生产玩具、管材、热敏纸和食品包装。罐装番茄中特别容易存在这种化学物质，因为酸会使罐头的内层降解。我们的血液中含有大量的 BPA，它是一种激素干扰物，也存在于胎盘、羊水和母乳中。在胎儿体内也含有这种物质。它可能导致早产、流产、出生缺陷和其他不易被觉察的智力发育问题。直到最近，一些国家才禁止在婴儿配方奶粉罐、奶嘴和奶瓶的生产中使用 BPA。许多公司自愿停止使用 BPA，但它仍然存在于食品、土壤，甚至空气中。

　　BPA 的坏处在于表观遗传效应。这种化学物质在基因中加入了我们并不想要的甲基基团，从而影响基因的表达形式，导致基因对雌激素的过度反应。虽然这项研究在老鼠身上还没有定论，但是 BPA 已经被认为与攻击性增加、记忆障碍、大脑缺陷、肥胖和癌症相关。对于一个过度活跃、攻击性强的两岁女孩，她的母亲产前BPA 水平可能很高。激素干扰物与青春期提前、糖尿病、生育问题、前列腺癌和乳腺癌相关。

如果我们能吃点东西来帮助宝宝免受 BPA 的伤害，那岂不是很棒吗？理论上这是可能的。当科学家给怀孕大鼠补充额外的染料木素（从大豆中提取）和叶酸（从绿叶蔬菜中提取）时，通常由BPA 引起的破坏会被健康的表观遗传效应所阻断。这是很有趣的，因为它表明健康的饮食可以逆转由于接触 BPA 而导致的表观遗传缺陷。

但是研究人员警告我们不要指望通过叶酸和大豆补充剂来逆转BPA 潜在的风险。在胎儿发育的敏感时期，过多的染料木素和叶酸可能会导致其他问题。毕竟，它们也会通过改变基因的表达来影响我们，就像 BPA 一样。在我们知道正确的剂量和时间之前，解药也可能是一种毒药。

我们所能做的最明智的事情是，通过避免软塑料和包装内层含有 BPA 的罐装食品（尤其是罐装西红柿），来限制孕期接触 BPA 的机会，因为这些东西可以渗入食物和饮料中。同时，尽量采取健康的饮食习惯，吃大量新鲜而不是罐装的蔬菜和豆腐。

为了自己和宝宝，需要吃得过量吗？

我吃得跟卡车司机一样多。此刻，我却敢于在上下班高峰时段，让笨拙的自己乘坐住宅区的地铁。我被挤在一个身材粗壮的秃顶男

人和一个娇小的金发女孩中间。列车嘎吱作响。金发女孩回头看了
我一眼，却避免与我的目光接触。我知道她被惹恼了，但我无能为
力。相信我，女孩，我想说：我也感觉到了。当我们缓步走出哥伦
布环城车站时，金发小女孩突然转过身来，露出一副又小又尖的牙
齿，大声喊道："你移动一下！"

"动什么？"我说得很难听。

"包，你的包在我背上。"

我平静地说："那是我怀了孕的肚子。"可惜我肚子上有太多肉，
以至于她感觉不到宝宝的踢动。

利用这个机会，我反思了一下自己的身体。在过去的 5 个月中，
我的身体像雨后春笋般长大。实际上，我的体重增量要比其他孕妇
平均多出 7 磅，而且我像一只猪一样持续发胖。对以前一直很瘦的
我来说，这太令人吃惊了。

我的产科医生巧妙地说："你不必**强迫**自己吃东西。"这让我找
到了一点自尊：这是我故意让自己体重增加的。医生和他们写的怀
孕指南都提醒孕妇不要太贪吃。这些已确定的指标如下：对于体质
指数为平均值（19~26）的人来说，总体重增加 25~35 磅：孕早期
增加 2~5 磅，孕中期增加 12~14 磅，孕晚期增加 8~10 磅。如果怀
的是男孩，体重往往会比怀女孩多增加一些（男孩出生时平均比女
孩重 3.5 盎司）。怀多胎的妇女体重应比平均水平多增加 10~20 磅。
胖女人应该少增加 5~10 磅，体重不足的女人应该多增加 5~10 磅。

对大多数人来说，这就意味着在孕早期，每天只需要额外补充

大约 100 卡^① 热量，这相当于一根香蕉的热量。而在孕中晚期，每天需要增加 200~300 卡也就是两到三根香蕉的热量。就是这样。然而在美国，超过 60% 的人补充的热量都超过了推荐值。与体重增加 25~35 磅的孕妇相比，体重增加超过 53 磅的孕妇生出体重超过 8.8 磅婴儿的可能性要高出一倍多，而这样的婴儿以后会有肥胖的风险。

孕妇暴饮暴食的医学风险是明确的：早产、妊娠糖尿病、高血压，以及一个巨大的（有时是矮小和发育不良的）婴儿。对了，还有背痛、静脉曲张、潜在的剖腹产，以及日后难以减肥成功等问题。

这些警告是有用的、重要的，我们应该记住。但我感兴趣的是，饮食会对孩子产生怎样的影响，这才是真正激励我注意自己饮食的原因。我说的是一辈子的影响。因为这里有一些有趣的信息，不仅关于怀孕，还关于我们是如何被饮食所操纵的。

高脂肪饮食显然是错误的，但这是孕妇通常所偏好的饮食结构。出于道德方面的考虑，研究人员不能通过强迫孕妇过量进食来直接研究高脂肪饮食对胎儿的影响，但是相关的动物研究非常有启发意义。在洛克菲勒的行为神经生物学实验室里，神经科学家给一组怀孕的老鼠喂食含 50% 脂肪的食物（如等量的巧克力棒、薯片和比萨面包圈），并给另一组喂营养均衡的、含适量脂肪的食物。两组怀孕老鼠之间唯一的区别是饮食，它们在基因上是相同的。直到孕中期，它们才吃同样的食物。在母鼠怀孕的最后一周，研究人员解剖了两组老鼠胎儿的脑组织。其目的是要看看吃不同食物的母鼠所

----

① 　1 卡 = 4.18 焦耳。

孕育的小鼠的大脑有什么不同。

科学家们试图寻找任何不寻常的事物，果真有所发现。事实证明，在过度饮食的母鼠的胎儿大脑中，下丘脑这一大脑中控制食欲和激素释放的区域，长了过多的神经元。令人不安的是，在胎儿发育过程中，这些神经元生成的时间比正常情况早得多。它们属于能够诱发肥胖、刺激食欲的一种被称为食欲肽的分子。这些肽类物质一旦在血液中被释放出来，就会用震耳欲聋般的信号刺激消化系统："多吃点！更多一点！**你饿坏了！**"它们就像忧心忡忡的犹太祖母一样催促着你。

老鼠胎儿脑中过度生长的刺激食欲的神经元是否会导致它们长大后成为肥胖的老鼠？研究人员对此非常好奇。出生后，这两组老鼠都由母鼠以适量的饮食喂养（高脂肪的那组老鼠被分配给不吃高脂肪食物的母鼠）。在老鼠宝宝们断奶后，以标准鼠食进行喂养。唉，对于那些被强迫喂食的母鼠（相当于把甜甜圈和冰淇淋当作食物）的后代们来说，已经太晚了。与食量正常的母鼠的宝宝相比，它们吃得更多，体重更重，喜欢吃脂肪更多的食物，而且更早进入青春期。正如洛克菲勒研究人员所看到的那样，胎儿在子宫中被"程序化"。对脂肪敏感的大脑神经元早在子宫内就已完成了发育。

这是表观遗传效应的另一个例子：母亲的行为影响了胎儿基因的表达方式。在这种情况下，刺激食欲的神经元产生的速度太快，而且数量惊人。母亲的饮食给了胎儿一个信号，告诉他外面的环境会是什么样子。如果她狼吞虎咽地吃东西，她的孩子也会由此被"编程"，渴望吃很多高脂肪的食物。因为人类是在一个食物短缺而不是过量的世界中进化来的，我们的身体不知道如何弥补暴饮暴食所造成的损害。与食欲相关的基因过度表达，导致胎儿进食增多，中枢神经系统机制也变得混乱。确实，肥胖与糖尿病、高血压、癌症、心血管疾病以及与年龄相关的认知衰退也都有关。但生命如此短暂，为什么不可以吃点儿蛋糕呢？

　　类似的研究发现，在子宫内接触富含脂肪食物的老鼠和人类胎儿不仅更有可能肥胖，而且更希望吃最甜、最咸、最肥腻的食物。他们存在脂肪肝、高血压、葡萄糖不耐受的风险也较高，并且免疫系统细胞数量和活力都会减少。一些研究（但不是所有研究）发现，肥胖的母亲所生的孩子患注意力缺陷症的可能性是正常人的两倍，而且这些孩子比他们的同龄人更容易悲观和感到害怕。（有着不断飙升的母婴肥胖率的美国，会成为一个神经质和胆小鬼的国家吗？）其原因有可能和孕期饮食无关，但有理论认为，母亲的体重增加会改变母亲的新陈代谢，从而使基础代谢率下降。这会剥夺胎儿大脑中的营养物质，或将大脑暴露在那些储存在体内脂肪中的有害化学物中。

　　尽管如此，也许最令人震惊的部分是表观遗传标记（它改变了基因的表达方式）至少可以遗传给两代人！如果我在整个怀孕期间都很肥胖，我不仅会损害女儿的健康，还会给她的卵细胞加上表观遗传标记，而这些标记了的细胞将来可能传给我的孙辈（儿子的精子细胞也是如此）。换句话说，我妈妈在怀孕期间"和我"一起吃的食物（她非常喜欢吃甜甜圈）也会影响我的孩子，即使我在怀孕期间每天只吃一份鲑鱼和扁豆沙拉而不吃甜点。仅仅是这个想法就

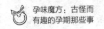
足以让我的胃感到不舒服。

宾夕法尼亚大学的研究人员对祖母效应进行了研究。吃垃圾食品的母鼠所生的小鼠出生时体重更重，身体更长，而且像狼一样饥饿。这些小鼠吃正常的食物，长大后也有了自己的孩子。事实证明，新一代小鼠，也就是那些怀孕时拼命吃东西的老鼠所生的孙子和孙女，和它们的父母一样，出生时的身体比平均水平长，对胰岛素的敏感性也降低了。虽然孙辈们不像它们的父母那样超重，但它们仍然容易患糖尿病。类似的研究发现，如果祖母在怀孕期间吃高脂肪饮食，那么这些母鼠患乳腺癌的比例也会更高。有趣的证据表明，饮食的表观遗传效应在人类各代中相互呼应（参见"为什么祖父母的饮食习惯也很重要？"）。

我还对一件事很好奇：女性胎儿是否比男性胎儿更容易受到母亲饮食的影响呢？或者反之？出于对同样问题的好奇，密苏里大学的生殖生物学家将怀孕的老鼠分成两组，每组喂食三种食物中的一种：脂肪含量高的、碳水化合物含量高的或脂肪含量适中的食物。在怀孕进行到一半时，研究人员测试了四万个胎盘基因，以确定母亲的饮食和胎儿性别的差异是否会影响到胎盘的活跃程度。测试结果表明，影响确实存在。在两千多个具表达活性的基因中，雌性的胎盘比雄性的更活跃，而高脂饮食老鼠的胎盘比低脂饮食的更活跃。基因会对高脂肪饮食产生反应是有理由的：这很可能是在保护婴儿免受有害物质的侵害。

这是很有趣的，因为这表明胎盘带有一种女权主义色彩，它更倾向于保护女性胎儿而不是男性胎儿免受母亲高脂肪饮食的危害。

最好的解释是，男性胎儿需要更多的脂肪和热量才能茁壮成长。男性胎盘在防护方面可能没有那么谨慎。在确保大量脂肪能够通过的同时，这种机制也将男性暴露在了有潜在危险的大量垃圾食物中。这并不是说女性胎儿不受影响。她们也会受到一定的影响，但没有男性胎儿那么多。就像其他动物研究报告一样，研究人员也谨慎地表示，尚未明确这一结果是否适用于人类。但我们有理由相信人类也是如此。

不过重点在于，我需要注意我的大屁股了。我不只是为了自己和宝宝两个人在吃，也是为两代人而吃。这项研究激励我少吃煎饼卷、薯片和其他我想吃的碳水化合物。表观遗传不仅可以抑制基因，也可以抑制食欲。

为什么祖父母的饮食习惯也很重要？

在 1944 年和 1945 年之交的那个冬天，荷兰人民对未来深感忧虑。他们的国家正在分崩离析，当时人们的座右铭是"我需要忍受"。纳粹军队已经封锁了盟军占领地区的所有补给。1945 年 4 月之前，荷兰人每天只能靠 500 千卡的面包或土豆维持生命，这约为非怀孕妇女每日建议补给的四分之一。当时约有四万名妇女怀孕，并忍受着严重的饥饿。到 1945 年 5 月，粮食供应才得以恢复，生活才恢复如常。但同样的情况，对于胎儿来说影响就深远得多了。

后来的研究结果表明，比起同性别的兄弟姐妹来说，一种叫"胰岛素样生长因子 2"（insulin-like growth factor 2，IGF2）的基因，在孕早期受"荷兰饥荒"影响的胎儿体内，甲基化更少，受到的抑制也较少。这种基因能够增加抗胰岛素性，使宝宝在出生后能够从食物中摄取更多的能量。这些人在以后的生活中有较高的健康风险（包括肥胖、糖尿病和动脉栓塞）。

这是表观遗传的一种典型体现，即根据对未来食物供应的错误假设，调整基因的表达方式。在食物缺乏的时候，抗胰岛素性的增加是有利的，因为它能储存能量。然而，在热量充足的时期，将每一顿超量快餐中的全部热量都储存起来的节俭基因，对我们是有害的。对怀孕期间为避免体重增加而节食的妇女而言，这是一个警告。当她们变瘦的时候，她们的孩子可能会变得肥胖并患上糖尿病。

更令人吃惊的是睡眠基因效应。这些曾经忍受过饥饿的人仍然会困扰 60 年后出生的孙辈的基因。当经历过荷兰饥荒的婴儿长大并有了自己的家庭时，发生了什么？在一项后续研究中，研究人员发现，这些人怀的孩子出生时体重较轻，长大后也比一般人矮。他们的身体似乎还以为自己会出生在母亲经历过的饥荒环境中，为了自我保护而使自己变得紧凑高效。

祖父也能影响胎儿的基因，特别是当他有一个不寻常的童年，并且胎儿本身也是男性时。回顾 19 世纪瑞典北部农业人口的记录，这些人经历了粮食从富余到短缺的变化。研究人员发现，9~12 岁男孩的营养状况对他们的同性后代产生了深远的影响。如果一个祖父在十几岁的时候有过暴饮暴食的经历，他的孙子患糖尿病的风险会增加 4 倍，寿命也会缩短。但如果一个祖父在十几岁时经历过食物短缺,那么他的孙辈会享有更长的寿命（即使他的儿子没有这样）。
其他研究发现，一个男人开始吸烟的年龄会影响他孙辈出生时的
体重和早期成长。一个男人越早对香烟上瘾（尤其是在 11 岁以前）
那么他孙辈的身体质量指数（BMI）就会越大。

我们不清楚"祖父母效应"是如何发生的，也不知道为什么它
有时会跳过一代人，但研究人员认为，环境信息会在精子和卵子的
形成时期留下印记。对于男孩来说，这种情况发生在青春期前。人
体内可能存在一种营养感应机制，能够影响精子系中的某些基因，
尤其是那些胰岛素样生长因子 2 的基因，这种基因由男性传递给下
一代时是活跃的，而由女性传递给下一代时就不是了。香烟和其他
毒素也可能影响青春期之前精子的基因。

我们在怀孕期间的饮食会影响子女和孙辈的基因。如果怀着的
是一个女孩，我们的饮食不仅会影响她，也会影响她体内的卵子，
而她的卵子在未来某一天也会变成我们的孙子孙女。我们就像一组
俄罗斯套娃，卵子里套着（女儿的）卵子。

> 我们需要的是大脑，而不是肚子里的食物。
>
> ——美国谚语

爱吃鱼的人会生更聪明的宝宝吗？

在怀孕期间吃正确食物的经验起源于非洲裂谷的湖泊和湿地。
几十万年前，在居住在这里的原始人中，发生了一些令人震惊的事

情：他们变得更加聪明了。他们的大脑皮层，即前脑的一层神经组织开始生长。大脑的发育并不是一次性完成的，但按照进化的标准，它发育的速度是非常快的。随着大脑皮层的扩大，记忆力、注意力、知觉、思维、语言和综合性的意识也随之增强。在大约 50 万到 20 万年前，这些湖栖动物已经与他们的祖先和其他智人完全不同了，人类学家给他们起了一个新的名字：**智人**，意思是"智慧的人"。10 万到 4 万年前，一群群的智人从裂谷中迁移出来，就像我和你以及我们的准宝宝那样延续至今，一代一代，生生不息。是什么原因导致了祖先爆炸式的大脑发育呢？

是他们的饮食，是他们从湖和池塘里吃到的所有鱼。长期以来，因为森林退化，气候变得干燥，他们的饮食主要是鱼类和海鲜。

这是地球化学家利·布罗德赫斯特（Leigh Brodhurst）以及生理学家斯蒂芬·库纳内（Stephen Cunnane）和迈克尔·克劳福德（Michael Crawford）提出的具有启发性的理论。这三位科学家共同研究史前裂谷的情况，推测我们祖先因为吃鱼（以及蛤蜊、贻贝、青蛙和鸟蛋）而提高了智力，从而能更经常地捕到鱼，而这一点反过来又进一步提高了他们的智力。鱼类为大脑的生长提供了必需的营养，每磅重的大脑需要的能量是身体任何其他部位的 10 倍。在几万年的时间里，这种良性循环（以及其他遗传和环境因素）使大脑变得更大。

这一人类进化理论，为那些探索鱼类和海鲜能给怀孕带来什么好处的相关研究提供了依据。大脑的发育和功能的发挥需要大量的特定脂肪，即二十二碳六烯酸（DHA）及其前体二十碳五烯酸（EPA），

统称为 ω-3 脂肪酸。含有 ω-3 脂肪酸最多的食物是鱼类和贝类。从某种方面来看，我们的大脑成分甚至类似于鱼肉，因为鱼肉中的 ω-3 脂肪酸含量比任何其他已知的食物都更接近人脑。在坚果、种子油、蛋黄和内脏中也含有脂肪酸前体，但海洋生物才是这些脂肪的理想来源。

本着这种精神，我每天服用 2 000 毫克的鲑鱼油补充剂（野生鲑鱼中 ω-3 脂肪酸的含量是最高的，3 盎司的计量含有约 900 毫克 ω-3 脂肪酸）。这对我来说是有心理负担的。这种半透明的黄色胶囊让我感到恶心。怀孕初期，我还对它们的气味产生了反感，所以我总是让丈夫打开容器盖，以避免闻到它散发出的鱼腥味。彼得像护士对待一个顽固的病人那样，把药丸放在茶碟上或在小杯子里，然后再递给我。作为奖励：如果我吃了它们，我就可以吃些甜点。

一些研究结果进一步激励着我们付出这种艰苦的努力。研究发现，在整个怀孕期间都食用鱼油对即将出生的宝宝有着惊人的好处（包括提高语言能力、视觉运动技能、解决问题的技巧以及减少分心等）。美国国家卫生研究院的生物化学家和精神病学家约瑟夫·希伯伦（Joseph Hibbeln）开展了一项备受瞩目的调查。他和同事随访了英国近 12 000 名孕妇。这些孕妇在怀孕 32 周时填写了饮食习惯的问卷。这些孕妇被分为三类：不吃海鲜的孕妇、吃一些海鲜的孕妇（每周最多 340 克，相当于 2 份 6 盎司的分量）和吃大量海鲜的孕妇（每周超过 340 克）。在分娩后 6 个月到 8 年，她们的孩子接受了行为能力测试。经过对社会不利因素、年龄和母亲教育等因素的调整后，希伯伦发现，每周吃不到两份鱼和海鲜的母亲所生的孩

子，其语言智商处于所有人中最低的 25% 的可能性更大，他们的
社交行为、运动技能和社会发展的结果也不太理想。

在另一项研究中，哈佛大学的研究员艾米莉·奥肯（Emily
Oken）和她的同事记录了 300 多名母亲在怀孕中期每周吃鱼和海鲜
的情况。三年后，研究人员对这些母亲所生的孩子进行了标准化的
认知能力和运动发育测试。在对多个因素进行调整后，她们得到了
令人欣慰的结果：与怀孕期间母亲从来不吃鱼的孩子相比，那些母
亲每周吃鱼两次以上的学龄前儿童在语言和视觉运动技能测试中的
表现更好。在绘画、视觉、空间和精细运动测试中，这种差异尤其
显著。只有当妈妈**至少每周吃两次 3~5 盎司**的鱼时，这种优势才
会变得明显。怀孕期间妈妈吃鱼的次数越多，这种优势就越明显。

并不是所有的研究都那么乐观。最近一项对超过 700 组母婴的
研究显示，孕期补充 ω-3 脂肪酸对 18 个月大的孩子的认知和语言
成绩没有任何影响。该研究中的孕妇服用了 800 毫克的 DHA 补充
剂（尽管她们直到怀孕 22 周才开始服用，这可能错过了发育的一
个窗口期）。

我想知道的是，从现在开始的数年里，吃鱼到底有多重要呢？
目前对母亲和她们的孩子进行随访的时间超过婴儿期的研究尚不多
见。希伯伦在其中一项研究中发现，如果母亲在怀孕期间每天服用
100~200 毫克药丸，那么当她的孩子长到 8 岁时，智商得分将明显
不低于理想水平。而另一项在挪威进行的研究表明，如果母亲孕期
食用鱼肝油，那么孩子在 4 岁时可以由此获得认知优势，但在 7 岁
时这种优势就不存在了。这可能是由于其他因素（诸如社会、教育

和当前饮食等）在孩子长大后更有影响力。在很多研究中，母亲吃鱼的孩子比母亲吃补充剂的孩子有更好的认知能力，我认为这一点也很有趣。整条鱼加起来 ω-3 脂肪酸的含量多于它的各部分之和吗？对于所有这些问题，我们还需要时间和进一步的研究来证明。

　　尽管许多研究都表明了吃鱼的好处，但最近有关海鲜汞含量超标的警告却与这一主张背道而驰。每周至多吃两份鱼，这是美国环境保护署向孕妇推荐的上限，然而美国国立卫生研究院和哈佛大学的研究表明，这并不足以对儿童产生显著的认知帮助。这里存在的问题是，虽然高水平的 ω-3 脂肪酸含量可以改善认知，但鱼类也会同时含有高水平的甲基汞（在纯化后的片剂中不存在这个问题）。汞和其他毒素会在大脑脂肪中积累，就像它们在鱼类脂肪中积累一样。孕中期超声显示，此时的婴儿看上去就像一根冰棍棍上顶着个大泡泡。这就是说，因为脂肪集中在大脑部位，所以胎儿的所有脂溶性毒素都在大脑中聚积，而不是在较小的身体其他部位。汞会导致儿童认知延迟，包括缺乏视觉协调能力和变得麻木。这使得产前食用鱼类的行为陷入窘境。

　　鉴于汞的威胁如此真实可怕，研究人员已经对其展开研究。奥肯和她在哈佛的同事们对怀孕的志愿者体内汞的含量进行了测试。他们的发现很有趣。在那些每周吃鱼不到两次的孕妇中，汞含量最高的孕妇所生的孩子确实在各项测试中都表现不好。尽管如此，如果孩子的妈妈在怀孕期间**每周吃鱼两次以上**，那么孩子的认知能力就会有所改善，而与汞含量多少无关。这可能是因为孩子得分最高的妈妈选择了富含 ω-3 脂肪酸但汞含量低的鱼类品种（如野生鲑鱼、鲱鱼和沙丁鱼），

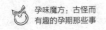
或者至少在一定程度上吃鱼的好处抵消了汞中毒的危害。

对我而言，解决方案是显而易见的。由于 ω-3 脂肪酸对大脑有好处，我选择吃低汞、低毒素的鱼类（野生鲑鱼、沙丁鱼、凤尾鱼）、纯化的鱼油药丸或富含 DHA 的蛋类。鱼类还富含蛋白质、维生素 E 和硒，这些都是胎儿发育所必需的营养物质。素食者可以选择吃亚麻籽和坚果油，其中含有的 ω-3 脂肪酸以生物利用率较低的形式存在。（可参见"海鲜观察"网站 montereybay.org 中，一份关于高 ω-3 脂肪酸、低汞的鱼类的完整列表。）

如果鱼类和人类进化之间的联系是正确的，那么它的意义也是多方面的。当祖先由于吃鱼大脑变大时，他们的颅骨也变大了。当他们的颅骨变大时，女性的骨盆也会发生从窄到宽的变化，从而使大脑袋的胎儿可以顺利通过产道。从这个角度看，湖泊和海洋赋予了女性独有的优美曲线。海王，你这水域之神，也应该是美丽和智慧之神。

臀部和脑袋

不久之前，有两名研究人员（一名流行病学家和一位人类学家）想知道为什么世界各地的男性都喜欢细腰肥臀的女性。威廉·拉塞克（William Lassek）和史蒂文·高林（Steven Gaulin）很熟悉这一流行的理论，因为男人喜欢沙漏形的女性身材，而沙漏形被视为与生育、青春和健康有关。但他们不相信这就是故事的全部内容。他们想知道，为什么大家一般认为臀部有肉比起肚子或背部有肉更性感？

　　他们发现，这是因为脂肪的作用并不都是相同的。腰部和背部
的脂肪与脑部炎症、糖尿病和心脏病有关。但是"性感脂肪"，即髋部、
大腿和臀部的臀股脂肪(gluteofemoral fat)富含促进大脑发育的 ω-3
脂肪酸。在整个童年和青春期，女性会将体内的 ω-3 脂肪酸储存
起来，为孕晚期和哺乳做好准备，因为此时胎儿的大脑发育需要 ω-3
脂肪酸。女性在减肥或出现营养不良时，髋部、臀部和大腿部位的
脂肪会到最后阶段才被燃烧掉。只有在怀了孩子之后，女性的身体
才会自然释放这些珍贵的储存物质。

　　为了找出臀部和大脑之间是否存在联系，拉塞克和高林从美国
国家卫生统计中心数据库中收集了 1 900 对母子的数据，并将这些
妇女的腰臀比和她们 6~16 岁孩子在 4 项认知测试中的得分进行比
对。比对的结果得出了一个惊人的结论，无论体重如何，拥有更具
曲线感腰臀比的女性似乎都有更聪明的孩子。这大概是因为这些孩
子从妈妈的臀部脂肪中得到了好处。在排除家庭收入、种族和其他
因素的干扰之后，他们的平均分数在标准化测试中也要高出 2.7%。

　　妈妈的身体曲线可以帮助孩子在智商曲线上取得优势，这一发
现还给我们带来了一个更有趣的启示：因为怀孕和哺乳的每一个周
期都会消耗妈妈臀部中宝贵的 ω-3 脂肪酸储备，所以连续生孩子
可能是个坏主意。耗尽了的 ω-3 脂肪酸储备也可以帮助解释为什
么长子通常比他们后出生的兄弟姐妹（他们可能占用了更少的 ω-3
脂肪酸）拥有略高的智商。与单胎相比，双胞胎和多胞胎的神经发
育受损的风险会更高，同样，那些少女妈妈的孩子们也更容易受到
神经发育的损伤，因为这些妈妈自己也需要脂肪来维持自身尚未完

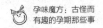
全发育的大脑生长。

所有怀孕的女孩都应该特别注意这一点。因为女孩需要在臀部和大腿上储存 ω-3 脂肪酸，所以对她们来说，为大脑发育获得足够的 ω-3 脂肪酸也是特别重要的。拉塞克和高林发现，ω-3 脂肪酸对女孩考试成绩的改善作用是男孩的两倍。

当然，ω-3 脂肪酸在女性身上呈现的曲线身材也有其他用途。它让大脑袋的宝宝在我们身体里有了舒适的一席之地，同时也诱惑着父亲。

我们现在吃的东西会影响宝宝将来的口味吗？

吃蘸有蒜酱的鱼，你的羊水尝起来就会带有蒜味。如果你吃苹果，那它就是苹果味的。八角使羊水散发出一种甘草味，酒精会让羊水闻起来醉醺醺的。这些不同的味道从我们吃的食物中进入血液，像涓涓细流一样穿过胎盘，最终汇入羊膜内的汪洋大海之中。任何强烈的味道都能得以迁移。在分娩那天吃咖喱的孕妇会生下闻起来像印度外卖的婴儿。羊水是真正的原始汤，或者说是腌料。宝宝总是在羊水中不停地吞咽着。

不管羊水味道如何，它都富含蛋白质、碳水化合物、脂肪、激素和电解质。羊水就像鸡汤一样，能增强我们的呼吸、免疫和消化系统功能。肉汤通常是黄色的：胎儿在里面撒尿、喝水，又撒尿、又喝水。其中的一些自由浮动的皮肤斑片和胎儿皮脂是从胎儿身上脱落的蜡质涂层。羊水中还含有从婴儿皮肤、尿囊和消化道脱落的细胞。羊膜穿刺术是一项用于检测染色体异常的技术，我们可以取几匙羊水进行细胞采样。羊水从孕中期开始每天被重新吸收和替换，在孕中期结束时每隔几个小时就更换一次，在孕晚期时甚至会更频繁。

现在的我正处于孕中期，这时宝宝每天应该吞下超过两罐苏打水体积的羊水。这也是胎儿开始记忆和熟悉味道的时期。味蕾最早形成于怀孕 6 周后。但还要等几个月，胎儿的嗅觉才能派上用场，鼻子里的黏液塞也才会溶解（如果你有过感冒的经历，就会知道如果嗅觉不好，那么味觉也不会太好）。现在，胎儿处理气味的嗅觉皮层总算知道如何将信号发送到识别气味的中继站（丘脑）了。气味信号随后被分类（在额叶皮质中）并运送到大脑的 3 个关键区域：在杏仁核中气味与情感建立联系，在下丘脑中食欲受到调节，在海马体中关于气味的记忆被储存起来。气味的处理过程促使婴儿将羊水的味道和妈妈的味道联系在一起，使他们在出生后更喜欢这些气味和口味。

至于我自己的胎儿正在浸泡着的羊水，我想应该是日光橙色。胡萝卜是我怀孕时的一个嗜好。我喜欢吃生的、不削皮的胡萝卜。我吃了那么多胡萝卜，也许这就是为什么人们会说我肚子里有篮球或者兔子的原因吧。我在想：我是不是在给我的孩子编程，让她也成为一个胡萝卜爱好者呢？

这个问题恰好在宾夕法尼亚州莫内尔化学感官中心的一个有趣的风味学实验中得到了证实。研究人员把招募的孕妇分为两组：其中一组在孕晚期的最后 3 周里，每周喝 4 杯左右的胡萝卜汁；另一组则喝水。大约在婴儿 6 个月大的时候，母子二人再次回到莫内尔的实验室。出于好奇，研究人员想知道在子宫里接触过胡萝卜味道的婴儿是否会有不同的反应。于是他们用胡萝卜汁调了一些麦片，并对受试者的反应进行了记录和评级。

果然，与那些从未接触过胡萝卜、只接触过母乳的婴儿相比，曾经在胡萝卜味羊水中浸泡的婴儿在吃胡萝卜味谷类食品时表现出了更大的热情，也很少对这类食品感到厌恶。可以肯定地说，婴儿会喜爱曾在母亲肚子里接触过的那些味道。"当孩子长大成人并把饮食习惯传给下一代的时候，在羊水和母乳中仍能找到这些食物的明显痕迹。"研究人员写道。这种好恶会延续下去，直到他们被同龄人、广告和食品市场拉向其他方向。

我的宝宝喜欢胡萝卜，这是一回事，我还希望她终生热爱蔬菜。但是，对于她的大脑能被我所享用的食物（包括薄的、脆的、甜的食物和糖浆）塑造，我会有怎样的感觉呢？科罗拉多大学丹佛分校的研究人员给一组怀孕的老鼠喂食了薄荷味的食物，另一组则采用清淡的饮食。断奶后，由那些吃有味食物母鼠所生的小鼠，在其大脑检测和鉴别特定气味的区域里，血管小球明显增大。这些小鼠也非常喜欢妈妈在怀孕时吃的薄荷味食品，因为这些血管小球使它们对薄荷味更敏感。

人类婴儿天生就能检测并偏爱在子宫中体验到的味道，这是有进化基础的。在过去，胎儿时期所学到的味觉经验是有好处的，因为在子宫中品尝到的味道代表了环境能够提供的安全食物。从胎儿的角度来看，他在子宫里遇到的一切都是好的，这些也是他应该在出生后继续寻找的。对母亲饮食的气味敏感的婴儿更有可能善于寻找食物，并将它们与相似但不太合适的食物区别开来。

胎儿的味道学习能力仅限于胡萝卜，并不包括我在怀孕期间日思夜想并且大快朵颐的胡萝卜蛋糕及其他碳水化合物。如果胎儿在子宫中不断接触糖分，那么他出生时极有可能喜欢吃甜食（患糖尿病的怀孕妇女，其羊水中糖分含量较高，更有可能生下患有糖尿病的宝宝）。我很想知道，这是不是在亚洲出生在美国长大的那些朋友（他们出生地的甜品比较少）不会像我这样爱吃糖的原因之一。

同样令人感到不安的是，如果母亲怀孕时喝酒或吸烟，她们就是在为孩子将来喝酒吸烟编制程序。当大鼠在孕晚期被迫摄入适量的酒精（葡萄酒和啤酒中的酒精）时，它们的后代比那些母亲在怀孕期间不摄入酒精的后代会喝更多酒。同样，对于怀孕期间吸烟的妇女，她们的女儿不论教养如何，十几岁时都更有可能吸烟。尽管当羊水中夹带着苦味的酒精或尼古丁时，胎儿在超声检查时会紧闭起娃娃般的嘴唇，但他们却不可避免地暴露在其中，他们的大脑很

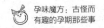
可能也会习惯这些物质，并使他们将来偏好酒或香烟，甚至还会上瘾。一项研究发现，怀孕的老鼠每周喝相当于人类两杯量的啤酒，就会生下喜欢酒精味道的后代，而且这些后代在青春期会喝得更多。

我对胎儿口味的学习如此着迷，以至于我更加注意自己对甜食的摄入量。那么吃多少甜食才能保证羊水的安全呢？从孩子由于巧克力和蛋糕引发的踢动来看，我想孩子一定是吃了一大口。我有一种感觉，孩子在长蛀牙之前，肚子里已经长了馋虫。

> 味道可能会改变，但倾向不会变。
>
> ——弗朗索瓦·拉罗什富科

喝一点儿小酒真的那么可怕吗？

寒假刚刚过去，我在网上的一个生育论坛上读到一篇文章。一个网名叫"即将当妈妈"的女人陷入了新的恐慌之中。除夕夜，她做了扁豆汤，并往汤中加了两杯白葡萄酒。她一时没注意，喝了汤，很快就觉得喝醉了。第二天，她做了怀孕测试，结果呈阳性。她使用的表情符是因尖叫而僵化的嘴以及闪烁着恐惧的鼓眼泡。

整个论坛的网友都急着赶来营救她。"别担心，"NYC 宝贝写道，"当你做饭时，酒精就会蒸发掉的。""得克萨斯州的异性恋者"说她的 DH（亲爱的丈夫）前几天晚上做了一种极好的白兰地爆米花味牛排，她还一边品一边喝了一大杯酒。另一位自称"普雷格拉古"的发帖者认为第一位回应者的论点是有争议的。"事实上，"普雷格拉古写道，"在做饭的时候，酒精是不会全部消失的，还会剩一些。
不过，别担心哈！"

　　然而，在两周的等待中，大多数准妈妈似乎都会对类似的事感
到忧心忡忡。无论是因为在单身派对上喝了几杯鸡尾酒，还是因为
在夜幕中偶尔小酌一杯，接下来的几个月她们都会失眠。大部分困
惑源于医学界提供的自相矛盾的信息。对于怀孕期间喝多少酒才安
全，医学界还没有达成一致意见。

　　一些起源于欧洲的科学研究认为，酒就像一个港口，能够温暖
心脏。伦敦大学的一项研究显示，避免轻度饮酒是没有必要的，这
项研究涉及近 12 500 名母亲和她们 3 岁的孩子。看完结果，我真
想立刻把麦草茶换成一杯龙舌兰酒。研究结果发现，每周或每次怀
孕期间喝一两杯酒的母亲所生的孩子，与禁酒者所生的孩子相比，
在 3 岁以前，有更少的身体和认知问题。具体来说，轻度饮酒者的
儿子一般不会过度活跃，考试分数也较高；她们的女儿情绪相对稳
定，与同伴之间的问题较少。这项研究的作者并没有推测为什么喝
酒会产生这种奇怪的效果，但却提醒读者谨慎地看待这些结果。这
种影响可能是由于一些不相关的因素造成的。轻度饮酒者是否更富
裕、受教育程度更高？他们是否食用了更健康的食物？他们可能是
在吃饭的同时喝的酒。也许他们在喝一小杯霞多丽酒的同时，又吃
了富含 ω-3 脂肪酸的鱼，而 ω-3 脂肪酸在一些研究中被认为有助
于减少行为问题。也许是葡萄酒中的抗氧化剂抵消了酒精的危害，
还是有什么其他因素使这些怀孕的轻度饮酒者成为更好的母亲呢？
也许是因为她们不那么神经质罢了。

　　真正的神经质患者会想得更多。但问题是，我们很难发现能够表明怀孕期间（尤其是孕晚期时）轻度饮酒（每周或偶尔饮酒）会对发育中的胎儿造成损害的证据。每天 1~3 杯的适量饮酒通常与不良的生育结果无关，尽管个别研究发现婴儿可能会因此出现出生体重不足或早产的情况，而且注意力也可能下降。每天喝 4 杯或以上的酒是一种愚蠢行为，对孩子的影响更为显著。大多数研究发现，母亲酗酒与孩子的多动、注意力不集中以及学业困难等问题有关。最极端的情况是，婴儿出生时会患有胎儿酒精综合征（fetal alcohol syndrome，FAS）。这是一种残疾，会导致异常的面部特征和行为问题、智力迟钝、协调不良、心脏缺陷和生长缺陷（在孕中期超声检查中能够发现可见的异常）。一个患有胎儿酒精综合征的婴儿，他的母亲到底喝了多少杯酒呢？可能每天饮酒超过 5 次，也可能每周数次狂欢，但没有明确的界定标准。

　　由于酒精的安全界限是如此模糊，喝酒的风险又如此之高，许多孕妇成为虔诚的禁酒者。但并非所有国家的人都是这样：法国人更倾向于不吃沙拉（因为害怕感染李斯特菌），他们并不在意偶尔喝一杯霞多丽酒；在爱尔兰，有人会告诉你为了有良好的精神面貌，应该喝一大杯黑啤酒；在澳大利亚，你可能会在下午喝上一杯；怀孕的英国人会为了补充铁元素而喝很多健力氏黑啤酒。

　　对于为什么在怀孕期间确定酒精的安全阈值如此困难，有一个有趣的新观点：有些种族比其他种族有更高的耐受性。而铁正是这一观点的关键。根据人口遗传学家汤姆·科克伦（Tom Cochran）的研究，在 1 万到 6 000 年前，生活在欧洲和中东农业社区的祖先

们为了更好地代谢酒精，进化出了一种有调节作用的基因（ADH1
和 ADH2 基因）。当时，酒是通过发酵大麦制成的，这样的大麦富
含铁和其他营养物质。那些能够消化大量的大麦并利用它造血的人
在获取营养方面有优势。缺铁性贫血是一种怀孕风险，携带该变异
基因的妇女能够通过喝大量富含营养的发酵液，来更好地为自己和
宝宝摄取营养。这些妇女也更健康，在那时喝酒比喝那些常常受到
污染的水更安全。研究发现，遗传酒精代谢基因（ADH1 基因）的
胎儿更能保护自己免受胎儿酒精综合征的影响。遗憾的是，亚洲、
非洲的人并不具备这些基因，这可能有助于解释为什么即使两组人
饮酒量相同，胎儿酒精综合征在这些人群中出现的频率几乎是欧洲
或中东人群的 30 倍。

　　在保护婴儿不受怀孕母亲饮酒带来的损害方面，食物的摄取同
样重要。最近的一项研究发现，在怀孕期间饮酒的妇女中，服用多
种维生素补充剂的妇女比不服用的妇女更不容易流产（营养物质可
能会在表观遗传水平逆转这种损害）。如果你营养状况良好，并且
有 ADH1 和 ADH2 基因来更好地代谢酒精，你就会有一种超级幸
福感：你肚子里的孩子不太可能受到酒精的影响。

　　但是，即使是拥有最好酒精代谢基因和饮食习惯的人也不能保
证在怀孕期间没有任何风险。没有人知道自己会在喝多少杯后失控。
某一天，我们有可能会计算出属于每个人的安全饮酒量，但在那之
前，我们还是应该继续遵守那句古老的格言：当你喝酒时，你永远
不知道会发生什么。

第 4 章

发胖的丈夫、男人的胸部、
父爱基因的理论研究：父亲基因学

在刚进入孕中期时，我在咖啡馆里吃着面包加奶酪，喝着一大杯热巧克力奶，同伴是朋友克里斯，一个 40 多岁没有孩子的单身汉。我们在讨论我最喜欢的话题：婴儿。

"我经常看到有的男人用背带把小宝宝背在胸前走来走去，"克里斯一边轻轻地笑了笑一边说，"我永远不会那么做的。"

"如果你有了孩子，你也会这样做的。"我吸了一小口巧克力奶，平静地说道。

克里斯不禁笑了起来。"我不知道你是否注意到，"他说，"那些人会尽量避免和其他男人的眼神接触。他们知道自己看起来是什么样子！"他笑了笑，摇了摇头。"但有趣的是，"他叹了口气说，"为什么女人会被这些懦弱的人所吸引呢？我和朋友一起带着他的宝贝女儿出门，而女人们都在关注他！原来宝宝是诱饵！"他拿起了火腿三明治。

我感到有必要告诉他，女人更喜欢有责任感的男人，他们很性感。看看布拉德·皮特（Brad Pitt）。我建议他看看那些他在交友网站上的竞争对手。难道他没有意识到男人们发布自己和孩子玩耍的照片是有原因的吗？

克里斯好像没在听我说话。我看见他凝视着窗外大街上的行人。"又是一个，"他用充满男子气概的声音沉沉地说，"他们真是无所不在。"我跟随他的眼神，看到了身着婴儿背带的男人。

没有人知道早期的男性是否会用背带背孩子，但人类祖先中应该有很多父亲都会照顾孩子。不久之前，许多学者还对此持有不同态度，毕竟传统中的铁律是母亲养育孩子，父亲提供帮助。但是，

这种刻板的印象正在被一种新的观念所推翻：男性祖先，以及祖父
母、兄妹、姑姑、叔父、表兄弟姐妹和朋友都是很活跃的养育者。
人类需要漫长的童年时期来发育大脑，如果没有大量的照顾和支持，
像我们这样的物种，怎么能在这个充满危险和物质匮乏的世界里安
然无恙呢？实际上，大约 10% 种类的雄性哺乳动物也会参与到育
儿中来。人类就是其中之一。美国加州大学戴维斯分校的人类学家、
名誉教授萨拉·布莱弗·海迪（Sarah Blaffeer Hrdy），也是一位母
亲，她倡导了"养孩子是整个村庄的事"的历史观。她说这是一种
进化模式。不断迁移的人类必须依靠父亲（以及其他血亲）来照顾
孩子，因为所有的工作不可能只落在母亲一个人的身上。让我们看
看在工业革命之前，男人是如何抚养孩子的吧。在刚果西部，孩子
90% 的时间都在父亲的照管之下。那里的父亲可能是世界上最慈爱
的父亲了。

　　一位父亲即使是基督徒，也会因新生儿而改变自己。父亲行为
是我们物种的一个特征。海迪和她的同事们认为，男人的激素和行
为就是证据，因为当伴侣怀孕、新生儿降生时，它们就会发生改变。
许多男人不再那么咄咄逼人，而是变得更敏感、更有教养。如果他
们没有育儿的本能，这种情况就不会发生。是的，男性进化出了一
种父亲行为方式。

　　这并不是一个激进的观点。我们只是被社会化了，或者被洗脑
了，于是才认为男子汉气概与宝宝和育儿是不相容的。怀孕并不是
养育子女的先决条件。当越来越多的女性在经济上自主，在家庭中
承担起养家糊口的任务时，我们看到越来越多的奶爸待在家里照顾

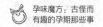

孩子。看起来，养孩子确实是整个村庄的事，但最受欢迎的村民可能还是那些愿意带上婴儿背带的人。

> 他的乳房充满了奶水，他的骨头也浸润着骨髓。
>
> ——约伯书 21：24

为什么丈夫会变胖、会感到不舒服？

"我们怀孕了！"我向一个有 3 个孩子的朋友这样宣布。

"不，亲爱的，"她缓缓说道，"除非你是想表示正式才用'我们'这个词，否则就只有'你'怀孕了。这全是你的事，亲爱的！你丈夫可以同情你，但他永远不会真正理解。"

"你得去见见他。"我说。彼得看上去也像怀孕了一样。我们就像对儿混在一起的搭档，一样地大大咧咧，一样地挺着肚子、穿着运动衫和软底鞋。我们都喜欢吃香蕉蛋糕，都胃肠胀气，也都不能容忍恶臭。走在一位满身香水的老太太后面时，我们会相视着皱起鼻子，冲到面前躲开"毒气"。一闻到下水道的气味,我们就脸色发白。我们也可以通过酸味的微妙变化，来判断橙汁是早上榨的还是下午榨的。我们对吸烟者也都是零容忍。

可怜的彼得，这些可都不是男子汉的气质。

10 个准爸爸中会有 9 个像彼得一样，至少被一种症状困扰着：情绪波动、恶心、疲劳、渴望食物、对气味敏感和变得臃肿。这些症状在孕早期出现，到孕中期开始减弱，而在孕晚期又卷土重来。

有将近一半的男人体重会增加 30 磅或更多。有些男人的胸部变得
更丰满了。

这并不是新时代过着都市生活的敏感男人才有的现象，即使在
古代，男性也有过怀孕的症状，并在仪式上参与过怀孕的过程。这
包括戒除食物（特别是那些可能含有毒素的肉类）、停止从事艰苦
的劳动，以及受到亲人的关爱。马可·波罗（Marco Polo）在 13 世
纪的中国男性身上观察到了怀孕症状，他认为这是一种类似于同
情的痛苦。西印度群岛的旅行者报告说，在妻子临产时，部落里
那些凶猛的男人会从男性群体中退出。根据沃伦·道森（Warren
Dawson）所做的人类学调查，在"父代母育的风俗"中，男人们
"会通过呻吟和扭动身体来模拟分娩的痛苦，他们有时甚至穿着妻
子的衣服"。在某些文化中，道森描述道："婴儿出生后，男人们会
憔悴地躺在床上，甚至还会受到新生儿母亲的照料。这些症状可能
是发自内心的、生理上的，也可能是文化上强制的，或者这三种因
素都存在，目前还不清楚，但结果都是一样的。""你简直可以发誓，
是他生了这个孩子。"一位 18 世纪在南美洲的基督教传教士惊讶地
写道。

经过观察研究，心理学家将这种现象命名为"拟娩"或者"父
代母育"。这个词来源于法语"couver"，意思是"孵化、养育"。在
自然界中，"拟娩"的雄鸟会担负起孵化雌鸟产下的蛋的任务，在
外形上也会变得更为雌性化。在用来描述人类的男性时，"拟娩"
这个词可以有多重含义。19 世纪的弗洛伊德理论推测，它源自对
胎儿的嫉妒，是男性版的阴茎嫉妒（弗洛伊德理论认为女孩在发育

过程中有一种对男孩的嫉妒心理），是男人渴望像怀孕的母亲那样拥有隆起肚子的心理表现。在其他理论中，造成"拟娩"现象的原因也多种多样，比如对胎儿的嫉妒（长大的男人想要回到婴儿状态的渴望），比如假想的兄弟之争（与胎儿争夺女性的关注），或者对成为父亲这件事的焦虑感（想要躲到脂肪中逃避现实）。

然而，关于男性怀孕症状的最新研究得出了这样的结论：父代母育的风俗并非缺乏理性，这是一种进化的表现，是在为当好父亲作准备。男人做这样的事是很自然的。其他雄性哺乳动物（包括雄性狨猴、仓鼠、田鼠和绢毛猴）也是如此，它们的体重比怀孕的伴侣增长得更快。灵长类雄性动物在它们的配偶怀孕时会吃更多的食物，体重增加20%。从进化的角度来看，父亲的肥胖是一种能量储备。养育孩子是生命中最消耗热量的活动之一。这些行为都是为了使男性自然而然地为当好父亲作准备。

为了解释人类是如何从生物学上为当好父亲作准备的，心理学家安妮·斯托里（Anne Storey）和动物学家凯瑟琳·韦恩 - 爱德华兹（Katherine Wynne-Edwards）将目光转向了催乳素。催乳素是一种"佛系"激素。它将生活的速度降了下来，让人们进入一种冥想般的状态。在催乳素的影响下，脂肪和糖的代谢效率较低，从而导致体重增加。我们有了"佛系"的肚子、屁股以及胸部。脂肪往往不会远离我们，朋友和家人也是如此，因为催乳素（和另一种孕激素孕酮）与亲密关系和照顾行为有关。催乳素通过提高一种被称为阿片肽的愉悦激素的分泌来唤起甜蜜和温柔的感觉。此外它也可以增强认知能力，特别是嗅觉，因为催乳素（和雌激素）会刺激新的神经元迁移到大脑嗅球。催乳素能够使男人的性欲降低，减少勃起，并使女人母乳充足。催乳素就像皈依涅槃的佛陀：梦幻、沉重、柔软、充足、无性，并且能够使情感和感官更加敏锐。斯托里和韦恩-爱德华兹认为，检验准父亲的催乳素水平将能解释很多问题。因此，他们在加拿大一家医院的育儿班里招募了31对夫妇，其中大部分是第一次做父母的人。有些夫妇刚生了孩子，而另一些人则即将临产。这些父母同意在抱孩子的前后进行抽血。对于那些待产的夫妇来说，"孩子"则由一个柔软的娃娃玩偶替代。两组人观看了新生儿努力吮吸母乳的视频。他们还回答了一份关于伴侣怀孕症状的问卷。他们是否存在体重增加、恶心、食欲增加和情绪变化的问题？如果孩子哭了，他们会感到生气、兴奋、焦虑或担心吗？他们觉得压力有多大？

正如斯托里和韦恩-爱德华兹所预测的那样，许多准爸爸的催乳素浓度变化都和准妈妈怀孕后期不断飙升的催乳素水平相吻合。一对夫妇在孩子出生时感情越和谐，准爸爸的催乳素水平就会越高（尽管女性的催乳素水平总是较高）。夫妇就像同步飞行的两只鸟。准爸爸体内的催乳素水平越高，就越可能出现准妈妈才有的症状。也就是说，他获得的脂肪储备越多，恶心的症状就会越重，对食物的厌恶程度也就越强。

对于准妈妈来说，这是一个重要的信息：如果你的伴侣有怀孕的身体症状，你应该暗自感到高兴。这些研究使我们了解到，那些有怀孕症状的人会与宝宝更亲近，情感上也比催乳素水平低的父亲更敏感。那些有着父代母育风俗的男性更容易对孩子的感情要求做出反应，当新生儿哭泣时，他们也会关切地予以轻声抚慰。他们体内的应激激素皮质醇的分泌水平会提高，而睾酮水平则平均下降了30%。他们变得不那么有锋芒，变得更有同情心。好事的我不禁想问：这些现象是不是同样发生在老虎伍兹身上？当老虎伍兹的妻子生下儿子时，这位高尔夫球手在赛场上连续败北。然而，在采访中，老虎似乎对结果很满意。他滔滔不绝地讲述自己的家庭生活，并与妻子、孩子和大伙儿一起合影。他会像很多新爸爸那样，催乳素水平增高并且睾酮水平降低吗？我们所知道的是，老虎在以后的比赛中得到了更多的回报。那是因为，这时他的催乳素水平急剧下降，而他的睾酮水平又反弹了。激素的蜜月期在孩子出生后一般只能维持4~7周。

即将迎来新生儿时，激素效应就可能会再次出现。斯托里和她的同事在一项后续研究中发现，第二次做父亲的人比第一次做父亲的人更容易发生催乳素水平激增的情况。经验使男人学会更好地感受宝宝，更温柔地对待他们。宝宝的一切都在父亲的记忆里。

令人惊讶的是，激素水平会受到亲子接触状况的影响。父亲与孩子长时间待在一起时，催乳素水平就会下降。而父亲离开一段时间后再次见到孩子时，催乳素水平又会显著提高。这听起来似乎与直觉不符，但是我们可以用进化的观点这样解释：如果父亲的催乳素水平总是很高的话，育儿这件事可能会与父亲的其他责任发生冲突。传统上，父亲也是食物的提供者，因而激素水平需要取得一种平衡，使父亲既能与孩子亲密又能把食物带回家。

催乳素的故事使我们认识到了一个重要的事实：男人已经进化

到了能够做好父亲的状态。证据就在他们的血液里。也许男性的育儿天性与工业时代的性别角色不太一致。但自从婴儿潮后，男人就一直在育儿中扮演着重要角色。

本着这种精神，我还是要说：**我们**怀孕了。**我们**感到不舒服和过于兴奋，以至于睡得太少，吃得太多。虽然我知道自己在这一过程中扮演最主要的角色，但至少我也能很高兴地认识到丈夫的付出。只要他自己不变成巨婴就好。

> 任何能够被经常地、令人信服地传递给潜意识的思想，最终都会被接受。
>
> ——罗伯特·科利尔

我们的气味会不会在潜意识中影响伴侣？

不久前，20 位三十多岁的孕妇参与了一项奇怪但完全无害的实验。实验一共进行了三次，分别在孕早期、怀孕第九个月以及分娩后的第六个月。受试者需要把一种贴片贴在腋窝、乳头和乳晕上至少 24 小时。在实验进行之前的一天里，她们不能使用香水，还必须只吃清淡的食物。如果在使用贴片之后出现任何情绪上的波动，受试者就必须立刻向研究人员报告。这是非常重要的，因为愤怒或压力完全可以影响这个实验的结果。

研究小组由 4 个意大利人组成，包括一位化学家、一位进化生物学家、一位产科医生和一位流行病学家。他们对孕妇汗液中的化

学物质感到好奇，密切关注着实验的进展。他们希望找到某种非常
特殊的物质——某种与怀孕相关的化学物质。他们相信，在这些化
学物质中会有一些只在怀孕或者哺乳期妇女的汗液和分泌物中出现
的有趣物质。科学家们希望能在社会神经内分泌学这个小的研究领
域中取得重大发现。从本质上说，他们是信息素的狩猎者。

在那些被用来吸引异性的香水和肥皂的影响下，信息素的作用
往往受到影响。但实际上，它们是经由空气传播的化学信号，仅对
同类物种的其他成员有效。狗通过尿液中的信息素来赶走其他犬类。
蚜虫通过警报信息素来团结同伴共同抵御攻击者。猪、猫和其他数
百种动物都通过性信息素来吸引异性。

既然动物王国的其他成员在使用信息素时不会产生副作用，我
们人类很可能也是这样。这些化学信号存在于汗液和其他体液中。
当信息素被其他人吸入时，它们会刺激这些人的下丘脑，使之释放
激素。这也许可以解释一些日常生活中的奇怪现象：关系亲密的女
性月经周期会同步、因排卵提前而导致的意外怀孕、对某些人油然
而生的喜爱或厌倦，以及情绪传染等。对这些意大利科学家来说，
令他们高兴的是，怀孕的受试者乳头和乳晕中的凹陷中都含有信息
素。他们在孕妇的汗液中检测到了 5 种未怀孕的妇女所没有的化合
物。它们分别是：可以被用来制造香水的氧化双辛烷、安眠甘菊中
主要的化学成分己基肉桂醛、能够参与调节神经传导的异熊烯醇，
以及昆虫和甲壳类动物用来吸引配偶的性信息素十二醇和肉豆蔻酸
异丙酯。孕晚期时，女性会把这些化学物质有效地释放出来，这是
一种微妙而独特的气味。而在这些妇女分娩六个月后，无论她们是

否在哺乳，只有肉豆蔻酸异丙酯这种化学物质能被明显检测到。

为什么孕妇会释放化学信号？这还是个谜。其中一种解释是，她们需要与新生儿沟通。"回家"的化学信号可能有助于宝宝找到乳头，但是一个更具启发性的理论却由此浮现了出来：怀孕期间我们的体味是否也会影响孩子的父亲呢？

我向其中一位研究人员斯蒂芬·瓦格利奥（Stephen Vaglio）提出了这个问题，他是这样回答的："我们发现的化学信号甚至可以帮助夫妻在怀孕期间保持更亲密的关系。"在上述的化学物质中，有4种在怀孕期间的分泌量要比分娩后多很多。这表明，它们的作用期是在分娩之前。当男人亲吻怀孕的妻子、和她做爱、闻她的汗液，或者和她长时间待在一起时，他都会收集这些化学信号。信息素一旦被身体吸收，就会被下丘脑进一步处理，而下丘脑是大脑中触发激素产生的部位。这些化学物质是否能诱使男性伴侣与我们保持同步的激素水平，特别是在孕晚期需要他们更敏感的时候？这是一个有趣的理论。也许这就解释了为什么准爸爸会产生更多的催乳素和更少的睾酮。这种激素水平的变化，使他们成为更好的父亲和伴侣。我们的气味便是触发因素。

我心中充满了一种诡异的喜悦之情。怀孕信息素会跟在我身后，还是会像无形的气味那样向四周发散？它们会像仙女的踪迹一样留在我经过的地方吗？也许我把这种爱情的魔力留在了门把手、浴巾和枕套上。是不是丈夫吻我的时候就会吸入这些化学信号呢？它们会扰乱他的思想吗？那么我坐过的出租车、去过的餐厅和公共厕所又会怎样呢？这就是力量。

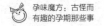
　　孕妇汗液中的化学物质是否对其他人有影响，仍然还是个问题。另一项研究发现，女性哺乳时的汗液对其他女性来说是种催情剂。但是，环境对信息素是有影响的，仅仅吸入信息素并不一定有多大作用。只有一个既在情感上与伴侣亲近又与她生活在一起的准爸爸，才会对这种化学物质有所反应。看起来，接触大量的信息素和情感介入都是必要的。毕竟，信息素总不会对男性产科医生和护士产生影响吧？不过，这倒也说不准。

　　这项研究的关键在于它证明了：像大多数动物一样，人类也会释放化学信号，从而影响他人的行为。我们在怀孕期间和分娩后需要得到尽可能多的支持，这样做在生物学上对我们与伴侣建立亲密关系是有意义的。我们彼此拥抱的力量可能比想象的要强大。

> 　　父亲的重要角色之一，就是告诉孩子们：爱与舒适并不一定要与食物有关。
>
> ——佚名

男人可以像女人一样哺乳吗？

　　下一个谜题是：催乳素触发了泌乳，而男人在妻子和新生儿身边的时候，催乳素也会激增，但是为什么男人不能像女人一样给孩子哺乳呢？毕竟，男人们都有乳头。我们都见过男人的胸部。

　　虽然我丈夫很愿意用奶瓶给宝宝喂奶，但他似乎并不喜欢我的这个问题。哺乳是彼得划定界限的地方。当我喋喋不休地谈论爸爸的乳汁时，他就会在胸前交叉双臂以示反对。

"不。"他摇着头说。

"是的，你也可以像我一样给孩子哺乳！"我很高兴地坚持说。在查尔斯·达尔文的《人类由来》（*The Descent of Man*）中有这样一段有趣的文字："在人类和其他一些雄性哺乳动物中，乳腺有时会发育得非常好，从而产生相当数量的乳汁。"在 1896 年出版的《医学异常与好奇汇编集》（*Compendium of Anomalies and Curiosities in Medicine*）中，也有几个例子（也许并不真实）。其中一个是关于巴西乡村鳏夫和男传教士为了拯救新生儿而哺乳的故事。这就像年迈的祖母托起卡车拯救被压在下面的幼儿一样。不久前，据说来自瓦拉帕尼的一位名叫 B. 维杰拉特纳（B.Wijeratne）的 38 岁斯里兰卡男子，在妻子死于分娩后独自哺育了他的两个女儿。但是他是怎样做到的呢？为什么这种事情并不经常发生呢？

好消息是，对于男性泌乳，没有什么不可逾越的障碍，甚至连怀孕都不是泌乳的先决条件。比如处女和手术后的病人能自发泌乳（在不经意间刺激乳头神经后），一些服用避孕药的妇女也是如此（在激素的作用下）。在农场里，从公山羊看似肿胀的乳头中也能够挤出奶水。马来西亚的雄性大亚克果蝠偶尔会生产大约 5 微克的奶水，尽管它会不会给自己的宝宝喂奶还有待证明。雄性动物的乳房虽然不是那么丰满，但也不是空瘪的。

男性智人不哺乳并不是由于硬性条件的限制。因为男孩和女孩的乳头本质上是相同的，都有相同的乳腺导管和腺叶。直到青春期时，睾酮抑制男性乳房的进一步发育，而雌激素会促进女性乳房中脂肪组织的生长。但是，一个人并不一定需要大的乳房才能产奶。在第一次世界大战中，在经历了数月的饥饿之后，数以千计的男性囚犯在对他们来说无疑是一场屈辱性的劫难中证明了这一点。他们吃完饭后，衬衫的正面出现了令人尴尬的湿点。这是乳头所分泌的蓝白色稀薄液体——乳汁。

科学家们从这些囚犯、病人、山羊、蝙蝠和其他人身上了解到的信息是，限制雄性哺乳动物乳房发育的不是乳房本身，而是激素。泌乳激素控制着乳汁的生产。下丘脑这一大脑中激素的控制中心向脑垂体发出信号："乳汁！现在！"按照指令，垂体像制造海浪般制造催乳素，并刺激乳头。对乳头刺激会引发连锁反应，哺乳越多，催乳素越多，产生的乳汁也就越多。

由于下丘脑、垂体、肝脏和（或）睾丸的问题，激素的分泌可能会发生异常。如果脑垂体分泌过多的催乳素和其他激素，就会导致漏乳。在不断漏乳的情况下，肝脏和睾丸会受到严重的损坏，以至于男性无法处理在体内循环的额外催乳素。由于不受睾酮和肝脏的抑制，催乳素水平飙升，乳汁被释放。爱喝酒的男性也会发生这种情况。注射催乳素也可以抑制下丘脑，而下丘脑的任务之一就是抑制激素分泌，防止泌乳现象的发生。

让彼得松了一口气的是，催乳素能够促使男人陪在怀孕的妻子和宝宝的身边，而且激素水平还远远达不到哺乳所需的量。听到这些，彼得和其他人都很高兴地认为可以结案了，但我还没准备好。男性不仅有乳头，而且还有产生激素的器官、受体、酶途径和其他哺乳生理学机制。换句话说，硬件已经就位了！在软件运行正确的情况下，我可以想象男性哺乳不过是一种激素反应，不比肾上腺素的激增更复杂。为什么我们还没见过能够每天泌乳的男性呢？在4 000多种雄性哺乳动物中，没有一种能够有规律地泌乳。

进化生物学家给了我们一个冷冰冰的理由：这样做得不偿失。虽然父亲可以育儿，但由男性来哺乳却是不值当的。事实上，父亲对每个孩子的投入比母亲少得多。父亲不会像母亲一样将许多时间和精力用在孩子身上，因为这样会使他们失去其他的生育机会。更糟糕的是，男人还需要面对可能存在的不确定性：他不能百分百确认孩子就是自己亲生的。既然这样，为什么要冒着女性化的风险去拯救另一个男人的孩子？从另外一个层面来说，激素会影响行为，催乳素的持续激增会使男人变得不那么争强好胜、不那么有占有欲、对其他女人也不那么有吸引力，而他源自性的动力也会戛然而止。

生物学家托马斯·孔茨（Thomas Kunz）和大卫·霍斯肯（David Hosken）认为，要使男人有自然哺乳行为，必须满足几个条件，才能使这种进化变得有意义。其中两种情况分别是：出现食品不安全和必须由父母双方照顾的情况。但他们声称，男人从来没有这些压力，因为当妈妈不在的时候，婴儿会有其他的退路，包括奶妈以及现在的奶粉（虽然母乳还没有完美的替代品）。

从生物学的角度来看，要想让男性更频繁地泌乳，我们还需要生活在一个男性可以自由女性化的社会里。只有当男性之间的竞争较少，外部威胁较少时，这种情况才会发生（即当男性之间合作比竞争更有利的时候）。这不是促成人类进化的环境，也不是我们现

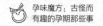
在所生活的世界。

但这足以让人感到惊奇了。虽然所有这些条件都不太可能自然而然地被满足，但通过人工泌乳和注射孕酮，我们可以让任何人有哺乳能力，即便他们可能仍然无法产生足够的乳汁来满足婴儿所需的营养。这对于男同性恋夫妇来说尤其有意义，他们一直处于"通过注射进行哺乳"这项运动的前端。也许在 21 世纪，哺乳对男性来说是一个可行的选择，特别是对于那些因无法喂养新生儿而感到宝宝对自己疏远的父亲来说。在现代医学的帮助下，任何人都可以成为哺乳者。

我那令人难以忍受的热情使彼得更加抗拒了。

"亲爱的，我不认为这种方法日后会流行。"

但是，谁知道当我的女儿或她的孩子成为父母时，做父亲又意味着什么呢？我想象随着文化进一步地发展，当社会变得更加文明和合作化的时候，男性的意义可能会发生变化。男人可能会更乐于承担传统的女性角色，包括充当孩子的主要照顾者。女性选择男性是因为他们有照管孩子的能力。这些都正在成为事实。对男性来说，哺乳只是朝着这个方向迈出的更勇敢的一步。

但他们是否有足够的勇气去做这件事呢？

他长着一张好父亲的面孔吗？

在过去的几年里，许多心理学家开始研究面部特征是如何揭示一个人的内在品质的。这些研究的主要内容包括招募一群志愿者，

要求他们对已经被预先测试了某些特征的陌生人迅速作出判断。这
项研究由心理学家詹姆斯·罗尼（James Roney）和他在加州大学
圣巴巴拉分校的研究人员开展，目的是确定女性是否只看男性的面
部照片，就能判断他们对孩子的兴趣。研究人员拍摄了 39 名 18~33
岁的异性恋者的照片，测试了他们唾液中的睾酮激素水平，以及对
婴儿的兴趣。之后，他们让 30 名女性对每个男人的面部照片进行
评分，评价他们的外貌魅力和阳刚气概、对孩子的喜爱程度，以及
是否适合与他们建立短期或长期的关系。尽管只有一张静态的照片
可供参考，但近 70% 的女性能够预测出哪个男人有做爸爸的潜力。
考虑到她们从未见过这些男人，所以这样的结果真是令人吃惊。更
神秘的是她们是如何做到这一点的。有些男性脸上可能会流露出一
些亲切、温柔、安静、快乐以及父爱的东西。女性也能分辨出哪些
男性有着最高的睾酮激素水平。宽宽的下巴和厚厚的胡须是两个可
靠的线索。这些男人被认为是建立短期关系的理想对象，而那些看
起来最爱宝宝的男人则是建立长期关系的合适人选。也就是说，在
这项研究中，只有少数长得粗犷、睾酮水平高的男性被认为是喜欢
孩子的。我们在这里了解到的经验是要相信直觉。如果一个男人给
我们的第一印象是爸爸型的人，那么他很可能就是那种类型的人。

> 男人要通过成长才能成为父亲，而做父亲则是他们成长过程
> 中一个非常重要的阶段。
>
> ——大卫·戈茨曼

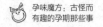

存在父爱基因吗？

"父爱基因"或"一夫一妻制基因"的故事能够引起所有女性
的共鸣，因为她们喜欢思考伴侣作为父亲会是什么样子的。我想知
道：为什么有些男人在他们成为准爸爸时，体内的激素水平会改变，
而另一些男人却不会呢？是什么让一个男人长出富含催乳素的肚
子，而另一个却长着啤酒肚呢？是什么让一个男人成为忠诚的家庭
成员，而另一个男人（尽管在同样家庭条件下一起长大）却成为游
手好闲的父亲呢？基因里有什么秘密吗？

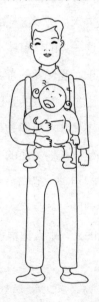

对男性行为的深入调查始于一个意想不到的地方：亚特兰大
埃默里大学的耶尔克斯国家灵长类动物研究中心。在这里，一位生
物学家拉里·杨（Larry Young）和一位博士后研究员米兰达·林

（Miranda Lim）一直在研究草原田鼠，这是一种对伴侣非常忠诚的啮齿动物。一只雄性草原田鼠在成年后的大部分时间里都在给他的配偶梳毛，和她做爱，并在地下筑巢。他是个宠爱宝宝的父亲，他舔着自己的幼崽，与它们嬉戏，并保护它们和它自己一生的伴侣。它是研究人员所称的一夫一妻制的动物。

神经学家将雄性草原田鼠的强烈忠诚和父爱归因于大脑的一个解剖特征：加压素受体。加压素是一种神经激素，有助于启动和维持亲密行为。只要遇到加压素受体，它就能对大脑产生影响。在雄性草原田鼠中，腹侧苍白球表面的加压素受体是大脑的愉悦中心。当雄鼠第一次发生性行为时，它的加压素水平急剧上升，并与腹侧苍白球的受体结合，使它将那个特定的伴侣与快感联系在一起。从那时起，它将尽所有的力量保卫自己的伴侣和它们共同的家。

加压素也使雄性将养育后代作为自己的首要职责。当注射了加压素的雄性小鼠被扔进笼子里，和一群小狗生活在一起时，它立即承担起对小狗的看护职责。它开始舔和照料那些小家伙，就好像它们是自己的孩子一样（雌性田鼠，就像女人一样，更容易受到与这一类行为相关的催产素的影响）。

杨和林发现，雄性草原田鼠的忠诚度和父爱程度取决于它是否具有某种形式的加压素受体基因（AVPRIA）。好的伴侣和父亲具有所谓的"长变体基因"，只有那些拥有长变体基因的田鼠，在腹侧苍白球中才会有这些受体。

基因长度在这里很重要。一种被称为"山地田鼠"的草原田鼠杂交品种，具有基因的"短变种"。它们大脑的愉悦区里就没有加压素受体。这意味着，能引起良好感觉的多巴胺会占据它的大脑，使它和草原田鼠一样能够享受性爱的乐趣，但它并不会把这种快感与某个特定的伴侣联系起来。因此，它和情人之间的关系并不比詹姆斯·邦德与情人之间的关系亲密多少。

为了测试这种长变体基因对忠诚度到底有多重要，杨和林决定通过阻断草原田鼠的加压素受体来干扰田鼠的行为。果然，以前是那么忠诚、充满父爱的啮齿类动物，在做爱后变得与伴侣疏远起来。反过来，研究人员将这些长变体基因转移到不忠实于伴侣的山地田鼠脑中。转变是戏剧性的：这些山地田鼠立刻变成了忠实的家庭守护者。愤世嫉俗的人甚至会把它们比作完美的丈夫。真没想到一个小小的加压素基因就会造成慈父到花花公子的巨变。

真正有趣的事正在于此。男性也有不同的加压素受体基因变体，有些像草原田鼠，另一些像山地田鼠。瑞典卡罗林斯卡学院的一位名叫哈瑟·瓦卢姆（Hasse Walum）的年轻研究生决定看看男人的加压素受体基因与他的婚姻和家庭生活之间是否存在联系。他分析了 550 对双胞胎和他们的伴侣对关于彼此关系的问卷调查。在这些问题中，有些是具有干扰性的："你多久吻一次伴侣？""你曾经后悔过结婚或搬进来吗？""你和密友讨论过离婚或分居吗？""给你的幸福程度打分"。之后他又对受试者的加压素受体基因进行了测试。

瓦卢姆的发现是惊人的。他把重点放在了一个叫做"等位基因334"的加压素受体基因变体上，它被认为对人类的一夫一妻制和父爱有影响。他发现男人拥有越多的这种基因变体，与伴侣的关系也就越弱。缺乏这种基因变体的男性在家庭的关系中通常是最幸福的，只有 15% 的人会出现危机。有一份变体的男性更有可能报告婚姻问题，而拥有两份基因变体的男性在过去一年中发生两性关系危机的可能性是没有这种变体的男性的两倍。这意味着这些人中的34%（或 1/3）正走向分手。

他们的妻子和女朋友都同意这种观点。如果男人携带了一份或两份等位基因 334，那么比起没有这种变体的男人来说，妻子对他满意的可能性会更低。瓦卢姆发现，拥有两份变体的男性不结婚的可能性几乎是没有这种变体的男性的两倍。这表明，那些对伴侣和父亲角色感到挣扎的男性，他们大脑中的加压素受体与一般人存在着细微的差别。这些男人可能更难与其他人，包括妻子和孩子建立亲密关系。

许多人现在正计划为男人们做一次加压素受体基因测试。网上民意调查的结果表明，500 多名女性中，近 65% 的人表示，如果可能的话，她们会测试自己的男人。（你也可以申请参与这种测试，这在网上花费不到 100 美元。）理论上，我们都想要一个没有基因变体的男人。在这里，少就是多。

但需要补充说明的一点是，即使这个特定的基因和男人的行为有关联，它也不能代表所有的男人。就像"上帝基因"和"同性恋基因"在科学界备受质疑一样，"一夫一妻制父爱基因"也是如此。即使在沃勒姆的研究中，也有一些具有两份变体的男人是慈爱的丈夫和父亲，而有些没有这种变体的男人与伴侣的关系并不好。这些统计数据适用于整体人群，而不是个体，因为我们每个人也会受到父母榜样、伴侣选择、欺骗机会、过往爱情、年龄、生活满意度、宗教、激素等因素的影响。不过你可以通过经验来改变大脑和激素水平。当一个体内有着高睾酮激素水平的人与僧人（或穿粉色短裙的女孩）待在一起时，他的睾酮激素水平就会迅速下降。在适当的情况下，有两份基因变体的人也可以变成好丈夫和好父亲，而没有变体的人也可能会偏离预期。只能说这种基因是有一定预见性的，但我们永远无法确定。

同时，有种猜测也很有趣：也许有一天我们能通过基因疗法将正确的加压素基因植入大脑的奖赏区，从而使男人对伴侣更加宠爱呢？毕竟，我们可以用田鼠来试一试。不过，即使这样，我们也无法预测谁会是一个忠实的父亲，谁又会是那个出轨的老鼠。

> 变为父亲比当好父亲容易得多。
>
> ——肯特·内伯恩

怀孕会使性欲自然降低吗？

当你感到疲劳和胃部不适时，可能就不会期待充满活力的性生活了。毕竟，你已经成功怀孕，性生活还有什么意义呢？

翻阅蕾切尔·福克斯（Rachel Foux）的那本插图版《孕期里的性》（*Pregnant Sex*），你就会改变这个想法了，因为书中的女人都是性感的妈妈。一个女人骑在伴侣身上，身着牛仔风格的衣服，胸部和腹部丰满。

"在肚子圆圆和乳房丰满的时候，"福克斯滔滔不绝地说，"也正是探索能让彼此兴奋起来的新姿势的时候。千万不要被那些反对的声音（告诉你怀孕时不能做过分的事）所吓倒。"

福克斯疯了吗？

她的书并不是唯一一本告诉我可以（应该）在孕期拥有最佳性爱的指南。在米里亚姆·斯托帕德博士（Dr.Miriam Stoppard）那本《健康怀孕》（*Healthy Pregnancy*）的后半部分，有一章就是关于情色的。斯托帕德解释了为什么孕妇的性欲会失去控制："随着激素水平的上升，性冲动也会增加。孕妇每天产生的雌激素相当于非怀孕妇女三年内产生的雌激素的总和。"

我到底怎么了？怀孕大约 20 周的时候，我不认为自己对性的需求有所增加。谢天谢地我并不是唯一有这种感觉的人。加拿大一项针对不同年龄和背景孕妇的研究发现，近 75% 的孕妇报告说自己性生活的频率有所下降，只有 6% 的人报告说有增长。将这些数据进一步分解来看，近 50% 的女性报告说在孕早期性生活频率下降，孕中期为 75%，孕晚期为 76%。阴道润滑减少、乳房酸痛、抽筋、感染、尿失禁和出血……几乎每个人都能说出一两个造成孕期性欲降低的原因。也许潜意识中我们的性欲被伴侣的气味所抑制。有些妇女担心性交会导致流产或早产，可能会伤害胎儿。但这项研究显示，在怀孕时进行性交绝对不是高风险的。

许多孕妇（25%~50%）表示，她们觉得自己不那么有吸引力了。有趣的是，怀男孩的准妈妈的性生活比怀女孩的要少。除了怀男孩的女性可能会增加更多的体重，并对自己的外表感到更糟糕之外，没有人知道还有什么其他原因。但是缺乏外表吸引力只是女性对自己错误的想法。当然，个别男性可能会因为身体的变化或阴茎可能靠近胎儿的想法而推迟性交，但有这种想法的人并不像我们想象的那么普遍。在孕晚期时，一个看起来比我年轻10岁的男人在超市卖谷类食品的过道上注视着我。我当时觉得他很可疑，然后又感到很惊讶。在加拿大的一项研究中，60%的男性对怀孕伴侣的性欲保持在不变的水平上，27%的男性实际上会表现出更高的性欲。哇，这真是不可思议。

这里我们需要说明一个重要的观点。从进化的角度上看，怀孕期间的性爱是人类特有的。其他动物只有在发情期间、雌性需要交配时才会有性欲。但男人和女人不是这样的，在月经期、整个怀孕期间，甚至一直到老我们都会进行性交。公认的解释是，性加强了人与人之间的联系，或者说是加强了进化心理学家所称的夫妻关系。夫妻关系对物种是有利的。正如人类学家贾里德·戴蒙德（Jared Diamond）提出的那样，在远古时代，这会使出生在恶劣环境中的宝宝得到父母双方的资源。祖先会担心怀孕状态把伴侣拒于千里之外吗？可能不会。如果夫妻在怀孕期间没有性生活，男性可能会为了更多的性交而放弃准妈妈。简单地说：性是有用的，能使准爸爸陪在妻子身边。

在两性中，这种关系的好坏与怀孕期间的性满意度有关。许多女人在这一时期的性高潮是一生中最强烈的，而且在情感上也与伴侣是最亲密的。有些人承认怀孕时会有一个时期，性欲和性高潮比以往任何时候都要强烈。无论自慰还是纵欲，对她们来说只是个选择的问题。

说到亲密关系，心理障碍可能和身体障碍一样严重，甚至会更严重。对我来说，这么说是对的。而且对大多数女性来说，无论怀孕与否，都是如此。正如小说家伊莎贝尔·阿连德（Isabel Allende）所说："对于女性来说，最好的催情药是文字。G 点在耳朵里。在下面找它的人，就是在浪费时间。"

前几天晚上，彼得对我说："我觉得你真是太漂亮了。你看起来好性感。"

我回答道："这正是孩子父亲应该说的。"

他开玩笑说："好吧，我也这么认为。"然后向我神秘地笑了一下。我大笑起来，一下子放松下来，一切都感觉不一样了。

正是出于这个原因，我才认同《孕期里的性》这本书中那些看起来不太真实的情节。我钦佩书中那种自我接受的态度和实验精神。我们的下半身不光是用来孕育孩子的，还包含着我们自己的情欲。我们应该把性爱玩具拿出来，应该对阴部肌肉进行练习（一项研究发现，那些在整个怀孕期间每天有节奏地挤压和放松盆底肌肉几十次的孕妇，在分娩后只有 16% 的人出现了盆底肌松弛和尿失禁）。如果你感觉性交太痛苦或性高潮太强烈，就回到前戏、相互手淫、口交、安全姿势、接吻和拥抱上来吧。

本能可能就在那儿，也许我们所需要的只是一个刺激。牛仔女孩们，继续吧！

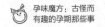

性爱能避免流产吗？

怀孕时性交有一个不寻常的诱因：可以防止先兆子痫。先兆子痫是一种高血压的身体状态，能导致孕中期结束时和孕晚期刚开始时发生流产。有十分之一的孕妇会出现这种情况。

在这里我们要说一下性爱能够阻止先兆子痫的奇怪原因。男人的精液就像指纹一样是独一无二的。每次你和他发生性关系时，都会接触到他独一无二的蛋白质和激素混合物。女性的免疫系统需要花费较长时间（至少 3 个月），反复接触男性的精液才能够逐渐适应。

在怀孕前和怀孕期间，我们的身体建立免疫耐受是很重要的。如果免疫系统对接触到的精液不熟悉，就可能会引发一系列免疫反应，并将胎盘视为外来入侵者，发起攻击。这就可能导致先兆子痫和流产。当免疫系统熟悉胎盘的蛋白质时，就不会因接触了外来精液而发起攻击。

一项研究发现，如果女性在与伴侣建立关系的前 4 个月内就怀了孕，那么她发生先兆子痫的风险要比与伴侣在一起至少一年的人高出 12 倍。症状包括高血压、四肢水肿、尿蛋白含量高。像烧心这样的感觉会在腹部爆发并加剧。进化心理学家小戈登·盖洛普（Gordon Gallup Jr.）和詹妮弗·戴维斯（Jennifer Davis）认为，这是进化的阴暗面。一方面，当接触陌生精液时，身体可能会认为怀孕的时机不太好，因为孩子的亲生父亲似乎不在我们身边。另一方面，怀孕前和怀孕期间的重复性行为具有所谓的"特定伴侣保护作用"。这种理论很吸引人：先兆子痫是人类特有的现象，它可能也促进了一夫一妻制的形成。

　　有趣的是，如果一个女性怀孕时有几个情人，或者她和伴侣一直使用避孕套直到怀孕前几个月，那么她患先兆子痫的风险也会增加。与通过长期伴侣的精子受孕相比，通过捐献者精子受孕的妇女，患病风险也更高。让女性的免疫系统反复接触怀孕前后那些熟悉的精子，可能会减少先兆子痫的发病率。

　　怀孕时的性爱能让身体确定宝宝的生父还在我们身边帮助抚养孩子吗？这是个有趣的想法。荷兰的一项研究发现，如果在怀孕期间，对性交不感兴趣的话，口交对预防先兆子痫同样有效。事实证明，精液中所含的化学物质可以像在阴道里一样，通过口腔软组织吸收。

第 5 章

妈妈的儿子、贪婪的胎儿、为什么大家都
认为孩子长得像父亲：基因的性别倾向

不久前的一个周日晚上，我看了部关于一对已婚夫妇的喜剧节目。一开始是一个男人和女人在台上热吻。妻子头上戴着粉红色的蝴蝶结，喘息着说："我爱你！让我们生个孩子吧！"丈夫脸上带着笑容，使劲点点头说："太好了，咱们可以给宝宝买匹小马！"妻子脸上表现出了一丝不快："哦，别把孩子宠坏了。"男人拉起吊带，然后松手让它啪的一声弹回去，仍然快乐地说："但我会坚持这样做的。"妻子显得闷闷不乐，怒目而视。她把蝴蝶结从头发上扯下来，紧紧地缠在手指上。"你肯定是个溺爱孩子的父亲。"她小声地说着，并狠狠地瞪了他一眼。男人苦笑了一下，但仍然保持着灿烂："那你就是一个冷酷的母亲。"这对夫妇就这样来来回回地讨论着未来：家庭沟通、婚姻纠纷、监护纠纷，以及心碎的孩子。最后，这对夫妇疲惫地看着对方。女人说："让我们现在就离婚吧，免得到时候就太晚了。"男人点点头，松了一口气。

我承认，关于为人父母的问题，我唯一不希望看到的就是冲突：争吵和争斗。父母之间、父母和孩子之间、祖父母和父母之间都可能会有紧张关系，更不用说兄弟姐妹之间的竞争了。还有那些由于偏心、残忍、无能、放纵带来的争斗，以及权力之争、利益之争，都无处不在。

问题是，这些争斗就存在于我们的 DNA 里。从表面来看，这些冲突从生命孕育之时就开始了。它们在我们的基因中发挥着作用。

人们曾经认为怀孕是父母遗传基因之间的一种合作。根据想象，孩子会从父母那里得到一套基因拷贝（除了那些位于性染色体上的基因），无论来自父母哪方，所给的任何基因都会表现出相同的行为。

现在我们知道大多数基因都是这样的，但并不是所有的基因都是如此。有时基因来自父母哪方是很重要的。某些基因如果来自父亲而不是母亲，其表达就会有所不同，反之亦然。

当这种情况发生时，基因便带有某种印记，上面写着自己是来自父亲还是母亲。印记会使基因沉默（印记是表观遗传的，不影响基本的 DNA 序列，是可以被清除的。）有些来自母亲的基因总是会被标记，此时只有父亲的基因才是活跃的。有些来自父亲的基因总是会被标记，此时只有母亲的基因才是活跃的。在人类基因组所有 25 000 个基因中，大约有 100 个会被印记。这少于基因组的 1%。但是正如我们看到的那样，这些顽固的、不合作的、只属于一方的基因对我们和宝宝的生活都有着巨大的影响。

同样令人感兴趣的是，基因冲突还表现在我们的行为（特别是对待他人的方式）中。基因有自己的利益，我们也有自己的利益。父母和祖父母不应该厚此薄彼，但他们经常这样做。父母一方不应该通过子女来支配另一方，但这种情况确实发生了。父亲应该信任母亲，母亲应该信任父亲。但我们并不总是这样，虽然有时理由也很充分。人类世界充满了冲突，这也存在于我们的遗传密码中。

我们能做些什么呢？我们可以预知戏剧般的人生：泪水以及激烈的竞争。但我们却不能摆脱自身的局限，因为这些都是我们的本性。

我们在历史的重压下成长。祖先就住在我们大脑的阁楼里，就像他们隐藏在我们身体每一个细胞的知识链中一样。

——雪莉·阿博特

是什么使胎儿如此贪吃？

"都是你。"我坐在餐桌前，气鼓鼓地指责着丈夫。我用一只胳膊顶着自己瘦小的背，另一只胳膊抬起巨大的肚子。"看看你，都让我做了什么！"我一边说，一边指着满桌的食品包装纸和剩余的饭菜：土豆泥、意大利面、圆蛋糕和花生酱味冰淇淋。彼得亲切地笑着说："可怜的你！"

我不能生自己宝宝的气。胎儿需要变得很贪吃。这个小家伙操纵我们的生理和新陈代谢来使自己长大。他们通过胎盘大使从我们的血液中摄取营养。他们在我们的子宫里安家，把自己的小脚跟尽可能长时间地埋在母亲的土壤中。只要能得到母亲的营养，他们就会不停地吸取。

谁会说吃得太多了呢？是我们这些妈妈。谁又会说吃得越多越好呢？是爸爸。

胎盘不仅是胎儿的大使，也是父亲的代言人。虽然它是由母亲和父亲的基因共同组成的，但父亲在胎盘中的基因却更加活跃，所以会占上风。哈佛大学分子遗传学家、基因组印记领域的奠基人大卫·黑格（David Haig）说，这是因为许多母系基因都被印记了，或者是被沉默了。胎盘中的父系基因可以加强对营养的控制。胎盘通过释放一种叫做人胎盘催乳素的激素来达到这一目的。这种激素在怀孕后20周左右时能减少母体对胰岛素的敏感性，并且提高她的血糖水平。催乳激素使我们的胃口像伐木工一样大。我们血液中的糖分越多，贪吃的胎儿就越能大快朵颐。但是如果血糖水平失控，我们就会患上妊娠期糖尿病，胎儿的新陈代谢也会出现问题。

尽管这听起来很可怕，但正如黑格所描述的那样，妈妈和爸爸之间的基因冲突通常只是"关于胎儿到底摄入多少葡萄糖和脂肪的小争吵而已"。最终，双方会达成和平协定：我们避开了那些父亲对胎儿的影响，而满足了其他需求。如果我们不这样做，而是继续吃得过多，胎盘就会变大，宝宝就会得到过多的营养，孕期也可能会拖得更久。

胎盘中这些强势的父系基因早在我们成为现代人类之前就已经进化完成，但我们可以通过想象来还原最初令这种进化拥有实际价值的环境。那时候的父母有着不同的利益（至少在基因水平上是这样），社会不采用一夫一妻制，食物可能是稀缺的，条件也很恶劣。怀孕是一项重要的投资（现在仍然如此）。规划好每次怀孕时所需要的营养对女性来说是非常有利的。这可以避免身体的负担过重。这一策略最大限度地增加了女性一生中可以生育的健康子女的数量。

这种策略与父系基因不太一致。从进化论上讲，携带他基因的胎儿存活下来并从母亲那里获取尽可能多的资源，才符合父亲的最大利益。从他自私的基因来看，为什么父亲要为母亲所做的牺牲着想呢？从父亲的角度考虑，这是很容易理解的，毕竟他们无须对怀孕这件事付出任何辛劳。但如果这次怀孕不成功，他就不能保证自己的基因还能得到另一个机会，所以他需要确保这个胎儿从母亲那里尽可能多地获得营养。时代变了（也许是），但当初我们祖先进化的实际情况就是如此。

喂养胎儿并不是父系基因以牺牲母亲利益为代价来满足胎儿的唯一行为。婴儿出生后，父系基因还会影响宝宝的食欲、代谢、注意力和产后生长速度。父亲们（包括我亲爱的丈夫在内）在接收这些信息的时候会感到很自豪。有些男人会因为他们的基因能促使宝宝努力地吸吮乳汁而感到特别高兴。在断奶时，这些基因能抑制宝宝对辅食的兴趣。我们之所以知道这一点，是因为如果孩子在出生时，父亲位于 15 号染色体上的基因如果缺失或不工作的话，就会患上所谓的普拉德 - 威利综合征（Prader-Willi Syndrome）。这些婴儿的嘴部肌肉松弛，不能很好地吸吮乳房或进行吞咽。这会导致他们发育延迟，体重增长缓慢。

父系基因的策略都是有意义的。对胎盘而言，它可以像婴儿一样通过从母体摄取糖分来壮大自己。人类的胎盘能钻入子宫壁三分之一处，比其他哺乳动物都深，所以它的成长需要大量能量。它钻得越深，就能获得更多的资源。如果深度不够，婴儿的大脑就不能得到足够的能量。母亲的牺牲便是为了实现这种高尚的目标。

当胎盘使我想再吃一块巧克力棒时，我的借口就是：这是为了更高的目标。

谁在控制宝宝的大脑？

父母会为争夺在孩子 DNA 里编码的控制权而争斗。对于一些影响大脑功能的印记基因来说，活跃的基因可能明显来自于母亲，也可能明显来自于父亲。

在怀孕中期，当我的孩子大脑正在发育时，我的基因可能会占上风。在最近哈佛大学对老鼠胚胎的研究中，凯瑟琳·杜拉克（Catherine Dulac）和她的同事发现，大约 60% 的活性基因是母系基因。由于许多啮齿动物的印记基因都有人类的对应基因，研究人员猜测其中有大量的基因也存在于人类体内。我觉得这太棒了。这可能意味着我的母系基因正在奠定我女儿思想的基础。我会在母系基因不断发挥作用的时候体验它的力量。根据同一项研究，童年时期以后，母系基因对孩子心理方面的影响会越来越小。那些被动地站在一旁的父系基因开始启动并接管孩子的思维。在孩子成年后，父系基因会占上风。母亲不得不接受她的更多基因被沉默了的事实。在成年老鼠脑皮层和下丘脑中约 70% 的活性基因是父系基因（这不包括 X 和 Y 染色体上的基因）。一个很有趣的理论是这样说的，当父系基因过度表达时，孩子就会患上自闭症，而当母系基因过于活跃时，精神分裂症就会发作。

父母对女儿大脑的影响与儿子不同，因为儿子同时拥有 X 染色体和 Y 染色体。男孩从母亲那里得到他唯一的 X 染色体，所以妈妈的基因在任何时候都占主导地位，而且都很活跃。可以说，母系基因在儿子的大脑中比在女儿的大脑中会有更大的影响力。女儿从父母双方各继承一条 X 染色体，这是非常有趣的，因为她们沉默基因的数量可能是男性的 3 倍。有一点很神秘的是，在女儿的下丘脑视前区，父亲的 X 连锁基因似乎更占上风，而这个区域控制着社会生活、交配和母性行为。（我父亲的基因真的在我选择伴侣和我能否会成为好妈妈这些方面有更多的发言权吗？）然而，母系 X 连

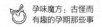
锁基因在女儿皮层中更为活跃，而这一大脑区域在记忆、注意力和
意识方面起着关键作用。如果我女儿忘了打电话，我会将其归咎于
自己的基因，否则我只能认为她有自己的想法。

什么基因只可能从母亲那里继承？

在孕中期快结束时，我参加了曼哈顿市中心的一个由 20 多名
孕妇组成的产前健康课程。我们都是将近三十岁到四十岁的年龄，
处于怀孕的不同阶段，多数人是作家、艺术家、律师和华尔街商人。
我们穿着弹性瑜伽裤，梳着马尾辫或戴着发带。我们的脚上涂了油，
交叉着腿坐着，就像教练薇洛一样。然后她开始指导我们冥想。

"想象你在长途跋涉。"薇洛低声说。她看起来就像个朝圣者：
有着巫师般的头发、凸起的眼睛，穿着甜菜色的麻布连衣裙和连指
的蕾丝手套。"你在爬山，"她说，"在小径上，在小径的一侧，你
看到了你的母亲。你拥抱了她。她有东西给你，你接了过来。"

从房间的后面，我听到一声窃笑，但薇洛却不为所动。

"你总是在小路边看到别的女人。接下来是你母亲的母亲，也
就是你的外祖母。你拥抱了她。你不断攀爬，遇到她的祖母，也就
是你的曾祖母。你也拥抱了她。当你爬山的时候，你会遇到那些你
既陌生又熟悉的女人：你的曾祖母、她的母亲、她的母亲的母亲，
以及她的母亲的母亲的母亲……每个女人都给孩子带了礼物。欢乐
的礼物、勇气的礼物、智慧的礼物、欢笑的礼物、坚韧的礼物。你
代表肚子里孩子接受了所有的礼物。"

薇洛用长长的呼气结束了冥想，面带微笑地说："女士们，这就是你们的母系，是由一连串母亲和女儿组成的历史。"

薇洛的冥想让我想起了线粒体 DNA（mtDNA），它位于 X 染色体上，世代相传。mtDNA 是基因中的一种特殊类型，因为它能被完整地遗传下去，而且只通过母系遗传。与大多数基因不同的是，在线粒体遗传这件事情上，只有母系基因才有发言权，而父系基因处于缺失状态。mtDNA 是如此的稳定，以至于我们可以把血统一直追溯到几千年以前——母亲、母亲的母亲、她的母亲……女性将这些基因以类似的方式传递给儿子和女儿，但只有女儿才能将这些基因传给下一代。

mtDNA 所发挥的作用，就像它所代表的女性一样令人振奋。这些女性都是大人物。几乎在人体的每个细胞中都有数百个mtDNA 基因组的拷贝。它们为线粒体进行编码。线粒体是一种微小的细胞器，可以将能量转化为细胞能够利用的形式，用于细胞生长和发挥正常的生理功能。最需要能量的身体部位含有最多的线粒体。这些部位包括肌肉、肝脏，甚至大脑。因为 mtDNA 是大脑的电源，对它的任何改变都会改变整个大脑功能。研究表明，这些母系基因对于外向性格、情绪紊乱和长寿都起着一定的作用。

早在胚胎细胞不超过几百个、我还无法确信妊娠是否会顺利进行之时，我就开始想象 mtDNA 是如何工作的了。仿佛我、我的母亲、我的母亲的母亲以及她的母亲等几代各种各样的阿什肯纳齐妇女都在为我的小胚胎欢呼，推动她的发育，确保她的生存。正如薇洛所说的："那就是忍耐的天赋。"现在我知道怀的是一个女孩了，如果

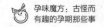

她也生一个女孩，她就会把线粒体基因传给自己的孩子。我们祖母的声音也会在下一代孩子中产生共鸣。

mtDNA 是如此坚韧和忠诚，以至于在几千年后，我们仍可以通过骨髓或毛发中分离出来的 mtDNA 和微小的突变标记物找出人与人之间的血缘关系。为了鉴定一具罗曼诺夫家族（属于俄罗斯皇族）的遗骸，研究人员分析了与维多利亚女王属同一母系的菲利普王子的 mtDNA 样本。研究人员发现罗曼诺夫家族中杰西·詹姆斯（Jesse James）的妹妹的外孙女的儿子的母系 mtDNA 与菲利普王子的 mtDNA 属于同一母系，从而证明了遗骸就是杰西·詹姆斯。

回溯到远古时期，我们可以看到 mtDNA 最终起源于那些甚至不是人类的祖先的生物。我们所有细胞中的线粒体都极为古老，它曾经只是一种紫色的好氧单细胞细菌，却推动了我们整个生命的进程。为了获取便利，它们与真核生物共同进化，在其细胞内部生存了下来。线粒体从更大的真核生物中获得保护和营养，同时为这些真核生物提供可以高效产生能量的酶。在此之前，真核细胞是低效的，它们通过发酵和其他缓慢的过程获得能量。因为有了以氧为燃料的线粒体作为电源，它们变成了越来越复杂的多细胞生命体。这就像把自行车升级到赛车那样。在线粒体的推动下，从真菌、鱼类到人类的复杂生命形式才得以实现。

mtDNA 起源于共生这种互惠互利的关系，这看起来似乎是一种甜蜜的象征。这是母亲传授的经验：合作才能共赢。这是自然母亲赐予我们的伟大礼物之一。

追踪祖母的踪迹

谁才是给了你和孩子 mtDNA 的祖母呢？她们从哪里来，又去了哪里？当她们移民到全球各地时，分子遗传学家可以通过识别线粒体中的标记将她们从人群中区分出来。你可以使用 Ancestry.com 或 23andMe 这样的服务来跟踪你的母系祖先，即母系家谱。如果提供了唾液样本，你将会了解到你的家系单倍型或家族分支的名字。

就像这样，mtDNA 从母亲那里被忠实地传递给了下一代。但每隔一段时间，通常每隔一万年，一个微小的突变就会悄悄地发生并传给后代。通过分析 mtDNA 的突变模式，遗传学家就可以追踪一个群体在何时何地从非洲的其他群体中分离出来的。母系是通过 mtDNA 延续的，而父系（也就是你的父亲、你的父亲的父亲、他的父亲……）都是通过 Y 染色体上的 DNA 由父亲传给儿子的。

我了解到，我的母系基因组叫做单倍型 K，源于一群来自中东的流浪者。5 万多年前，当她们迁徙到欧洲时，成为了一个单独的群体。

mtDNA 测试并不能为我们父亲的母亲或母亲的父亲提供线索。因为追溯到 10 代人以前，我们就会有 1 000 多个祖先。如果是 20 代人以前，我们就有了 100 多万个祖先。但我们只继承了一个人的线粒体 DNA。人类历史上，在不同的单倍型相互分离之前，所有人类都有一个共同的女性祖先，一个所谓的线粒体前体。据估计，大约 14 万年前，她在非洲东部生活着，大概在现在的坦桑尼亚附近。

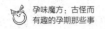

儿子如何传递母亲的遗传基因？

当女儿继承母亲的 mtDNA 时，儿子却以自己特有的方式与母亲保持着联系。有一个被忽视的奇怪生理现象，那就是儿子从母亲那里继承的基因要比从父亲那里继承的基因多。如果一个女人生了个儿子，那么在基因上，她与儿子的联系会比女儿更大一点，因为儿子按比例继承了母亲的大量基因。

这一现象的作用机制是怎样的呢？通过深入研究胎儿的细胞，我们会发现一个结构紧密的遗传物质——染色体。把它们提取出来，像解开缠绕在一起的项链那样把它们散开，然后描述出所有小片段的情况。这就是技术人员在通过羊膜穿刺术（一种排除某些遗传病的测试）提取胎儿细胞时所做的事情。在一个正常的胎儿细胞中，你会找到 46 条染色体，即 23 对染色体。

对于男性和女性，第 1 对至第 22 对染色体是一样的（称为常染色体），它们的大小也总是相同的。对于第 23 对性染色体，女孩的两条 X 染色体会有一条来自妈妈，另一条来自爸爸；而男孩的 X 染色体来自妈妈，Y 染色体来自爸爸。Y 染色体看起来不像其他的染色体，它很小。在 X 染色体的旁边，它看起来就像是一位勇敢刚毅的女王与小矮人站在一起。

大小很重要。X 染色体不仅比 Y 染色体大 6 倍，而且还拥有更多的遗传信息。X 上有超过 1 500 个基因，约占所有人类基因的 8%（很多基因都是沉默的或带有印记的，所以不那么令人印象深刻）。相比之下，Y 染色体上只有不到 100 个基因。差别大约是一个男人基因总数的 5%。用粗略的定量方法来看，一个儿子从他妈妈那里得到的基因数量比从爸爸那里得到的多出 5%，也比他姐妹从妈妈那里得到的基因多出 2.5%。

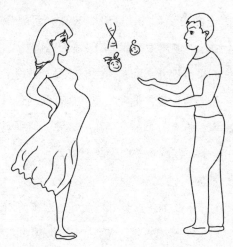

　　女儿的性染色体分布相当均匀。她们有两条 X 染色体，一条来自母亲，一条来自父亲，她们或多或少是父母基因的混合物。在任何一个细胞中，其中一条 X 染色体是活跃的，另一条是不活跃的。到底活跃的基因来自于父亲还是母亲，这在大部分情况下是随机决定的（除了印记基因）。基因就像举止得体的舞伴，当它们的同伴向前迈出一步时，它们就会礼貌地后退。当爸爸的 X 基因被打开时，妈妈的 X 基因就会被关闭。而当妈妈的基因接手时，爸爸的基因就会关闭。

　　儿子们的基因就不是这样了。前 22 对染色体排成一排，礼貌地进行交换。但是如果 X 染色体和 Y 染色体试图跳探戈，那就不行了，因为在来自妈妈的 X 染色体上有几百个基因会没有舞伴。由

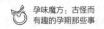

于缺少对应的 X 染色体，男性从母亲那里遗传来的唯一的 X 染色体，会在任何需要的地方（他身体里几乎所有的细胞）发挥主导作用。

事实证明，X 女王统治着许多身体机能。每五个大脑残疾中就有一个与 X 基因连锁突变有关，这表明 X 连锁基因会影响智力和大脑功能。X 连锁基因也对生育能力有很强的影响。因为男性只有一条 X 染色体，如果出现什么问题，他们并没有备用措施。这就是男性更容易患与 X 染色体相关的疾病（从血友病到色盲，再到各种形式的肌肉萎缩等）的原因。对一个儿子来说，似乎妈妈对他做的所有事情及关于他的一切都有着更大的影响力。

对于女儿，她的一条 X 染色体来自母亲，而另一条则是她父亲从她祖母那里继承下来的。这意味着女儿的 X 染色体中有一半源于她的祖母。我丈夫对此感到非常高兴，因为我们的宝贝女儿能通过他继承他母亲的 X 染色体。妈妈的儿子们就是这样传递她们的遗产的。

> 男人是他们的母亲创造的。
>
> ——爱默生

男人更喜欢那些和他们长得相似的宝宝吗？

男性可以巧妙地掩饰自己对于那些长得像他们（或他们的父母）的孩子的偏爱。

"让我们做个三维超声检查吧，"有一天丈夫对我说，"我想对宝宝更了解一些。"

我提醒他，二维超声除了无法查出高危病例以外，对于常规检查来说就足够了。我们只需检测胎儿的 10 个手指和 10 个脚趾是否齐全，有无脊髓狭窄、唇裂和一颗跳动的心脏。因此，从医学的角度来看，做三维超声并没有明显的必要性。

"三维超声只不过可以让我们更清楚地看到她的脸。"我漫不经心地补充道。

"哦，那就太好了。"彼得随口答道。

我估计丈夫很想知道胎儿是否长得像他。虽然他从理性上知道他是孩子的父亲，但我猜他还希望通过胎儿的面目特征来进一步确定这一点。

男人真的那么在乎吗？

这一问题在过去的几十年里引起了几位心理学家的研究兴趣。他们的主要工作是依靠数字化的工具从多张脸部照片中提取复合特征。在这项研究中，他们创造了看起来可能是受试者儿子或女儿的孩子形象，这些孩子都与受试者有着不同程度的相似之处。

这一领域最著名的研究人员之一是心理学家史蒂文·普拉蒂克（Steven Platek）。几年前，普拉蒂克和他的同事招募了一群男女，给他们拍了照片，然后通过数字技术把他们的面部特征和不同年龄孩子的面目特征相混。为了评估受试者在多大程度上会偏爱一个与自己长得相似的孩子，普拉蒂克给他们看了几组照片。在每组十张照片中，有一张是通过数字技术处理过的，照片上的孩子看起来很像受试者。他询问受试者："你最有可能收养这些孩子中的哪一个

呢？"其他问题还包括"你最不愿意为这些孩子中的哪一个付抚养
费？""你愿意花最多时间陪伴的是这些孩子中的哪一个呢？""如
果这些孩子中有一个损坏了你的贵重物品，你对哪一个的惩罚会更
轻呢？"

　　结果很有趣。在这一实验和普拉蒂克小组及其他团队开展的随
访研究中，男性志愿者明显倾向于那些像自己的孩子。他们愿意花
时间和这些孩子在一起，或者愿意在经济上支持这些孩子。这种倾
向普遍存在于男性身上，却不适用于女性。而且男性的这种倾向表
现在所有年龄段（从婴儿到蹒跚学步的孩子，再到中学生）的男孩
和女孩身上。

　　男性对与他们长得像的孩子的偏爱也是可以定量的。孩子越像
男人，男人就越喜欢这个孩子。当一个男人的容貌特征在孩子脸上
出现的比例从 12.5% 上升到 50% 时，他就会更愿意收养这个孩子，
或花时间和金钱在他（她）身上，而且也越不想惩罚他（她）。普拉
蒂克在一项研究中确定，只有当一个孩子的面部特征至少有 25% 像
某个男人时，才能让这个男人比其他人更喜欢这个孩子。这一比例
相当于他和侄女、侄子、表兄姐妹和孙辈之间共同享有的基因比例。

　　这是有意义的。在祖先生活的环境中，男人不一定非得知道自
己的脸长什么样子。他们可以像自恋者那样长时间地凝视自己在水
中的倒影，但他们没有镜子。不过，他们却知道自己兄弟姐妹（与
他共有基因比例为 50%）和那些兄弟姐妹的孩子（与他共有基因比
例为 25%）长什么样。根据这一点他就可以判断出配偶所生孩子是
否像其他亲人。

令人着迷的是，男人对与自己相似的孩子的偏爱完全是一种潜意识的反应。在一项实验中，当研究人员询问受试者为什么会选择某个孩子而不是别的孩子时，男人们就会耸耸肩说，他们也不知道这是为什么。这只是第一印象，并不建立在任何理由或理解的基础上。有几个人说他们只是"凭直觉行事"。他们没有发现自己和自己喜欢的孩子之间有任何相似之处，也没有意识到自己和孩子的面部特征混合在了一起。当研究人员揭示实验内容，并向受试者展示用于处理图像的数字技术时，他们感到非常震惊。只有当他们看到自己的照片摆放在与自己相似孩子的照片旁边时，他们才意识到这些相似之处。

男性的这种倾向是如此的无意识，以至于科学家们推测男性大脑认知孩子脸部特征的方式也许会有什么特别之处。因此，普拉蒂克和他的团队招募了一些男人和女人进行了几项实验，其中包括一种被称为功能磁共振成像（functional magnetic resonance imaging，fMRI）的脑部扫描实验，它可以跟踪大脑的血流情况。

他们发现，当看到与自己长得相似的孩子时，男性的大脑比女性的大脑更活跃。一般来说，女性比较容易知道自己是孩子的母亲，而男性必须进行更多思考，通过仔细辨认才能做到这一点。当看到与自己长得相似的孩子照片时，他们的左前额叶和前扣带回变得特别活跃。这些区域通常与负响应的抑制有关。男人是在无意识中评估他们与孩子在生物学上的相关度吗？男性可能普遍对孩子与他们的亲缘关系持怀疑态度，但当他们看到与自己相似的孩子时，这种反应就会受到抑制。与此同时，女性可能会用自己的智力来评估孩子脸上的个性特征。女人对孩子的投资可能与孩子的性格更有关，

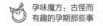
而不是他们的长相。

从非常现实的意义上看，这个实验说明了男人是如何评估自己是否是孩子亲生父亲的。在决定是否把时间和资源投入到一个孩子身上时，男人已经进化出了足够的辨别力。最近，在塞内加尔农村的一夫多妻制人群中，法国研究人员发现，父亲会对那些看起来（并且闻起来）像自己的孩子投入更多。由于能受到父亲更好的照顾，那些和父亲长得像的孩子会长得更高，有更好的营养。父亲喜欢那些与他们长得像的孩子。

我和彼得分享了所有这些信息，他笑了。

他笑着说："我早就知道她是我的孩子了。有一个比看孩子长相更好的相关性测试。"

"什么？"

"看看你在吃芒果时她会做什么就知道了。"

确实是这样。芒果是我丈夫最喜欢的食物之一，似乎也是我们女儿最喜欢的食物之一。当我吃芒果的时候，她就会在我肚子里发狂。

好吧，不管她的爸爸怎样，我想她都会喜欢吃甜芒果的。但我为什么还要告诉丈夫这一点呢？

宝宝真的会长得更像父亲吗？

几十年前，世界上最杰出的两位进化心理学家马丁·戴利（Martin Daly）和玛戈·威尔逊（Margo Wilson）（他们是一对夫妻）决定看看人们是否真的认为新生儿长得更像父亲。戴利和威尔逊知

道，通常情况下在孩子出生后几分钟内，夫妇俩和他们的家人会谈
论孩子长得像谁的问题。为了使谈话不受干涉，他们通过科罗拉多
大学医疗中心产房安装的摄像机来进行这项研究。他们获取了 100
多份产后录像，并根据说话者提到的是与妈妈相似、与爸爸相似或
与家庭中其他人相似的次数对每份录像进行了分析和编码。

典型的谈话会像这样：

妈妈："看起来像你。"

爸爸（没有明显的反应）

妈妈（过了一会儿）："他长得和你一模一样！"

爸爸（点头表示同意）

妈妈（对医院工作人员说）："他长得很可爱，就像比尔一样。"

爸爸（有点尴尬？）："别那么说。"

妈妈："他确实长得很像你。"

人们说新生儿长得像爸爸的次数比说长得像妈妈的次数多 3
倍。有时，妈妈会说她的孩子遗传了丈夫的眼睛或头发。有时祖母
也会对此发表评论。有一些母亲对伴侣说了好几遍"孩子长得像
你"，好像是为了坚持这一想法。

所以你可能会认为，这就解决了问题。人们说宝宝长得像爸爸，
是因为他们确实如此。

真的是这样吗？

直到最近，孩子长得像爸爸的观念才受到了质疑。加州大学圣
地亚哥分校的心理学家招募了一批志愿者，让他们将男孩和女孩（新
生儿、10 岁的孩子和 20 岁的孩子）的照片与他们的亲生父母进行

匹配。每个孩子可以与3位可能的父亲和3位可能的母亲配对，这其中包括孩子的亲生父母。你可能会想，这些都是父母和孩子的真实照片，匹配他们是很容易的事情。但事实并非如此。令人惊讶的是，对于年龄较大的孩子来说，受试者把孩子与其亲生父母配对的准确率并不比随机配对的结果好。然而，对于一岁或更小的孩子来说，他们在辨认孩子的亲生父亲时，结果更准确了一些。

问题是，没有人能够重复该研究的结果。

比利时列日大学的心理学家试图对另一组人数更多的婴儿和成年人进行完全相同的实验。这一次，受试者们彻底崩溃了。无论孩子的年龄如何，这些受试者都很难辨认出孩子的亲生父母。法国和格鲁吉亚大学的类似研究发现，新生儿实际上看起来更像他们的母亲，尽管妈妈们仍然认为孩子看起来更像父亲。

由于没有证据能表明孩子，特别是新生儿（甚至是超声扫描中的胎儿）会更像父亲，所以目前大多数进化心理学家认为孩子更像父亲的观点是不正确的。当然，相似之处也是有的。婴儿既可能看起来更像父亲，又可能看起来更像母亲。但事实是，婴儿看起来更像彼此，而不是他们的父母。婴儿与父母一方或双方的相似程度并不比同一种族中随机匹配的成人的相似程度大多少。

但奇怪的是，当告诉一个新爸爸，孩子长得和他很像的时候，我们心里确实都是这样认为的。这其中的奥妙存在于潜意识中。进化心理学家宝拉·布雷森（Paola Bressan）表示，当母亲咕哝着孩子长得有多像她的伴侣时，她们并不知道自己在撒谎，而父亲们也不知道自己被骗了。即便不存在别有用心的陌生人，也会存在一种无意识的偏见。正如很多研究发现的那样，如果你告诉一个陌生人他是宝宝的父亲，他们会发现宝宝和自己确实有些像。（对于收养孩子的父母来说，这是个好消息。）

最重要的是，父亲也更有可能向别人宣称宝宝长得更像自己。这主要是因为他们希望这是真的。虽然男性会在无意识中希望确认自己是孩子的亲生父亲，但许多人似乎也不太在意这一点。只有50%的男人喜欢常规的亲子鉴定。这一比例或许比我们想象的要少。

布雷森说，男人能从宝宝身上看到自己的影子是种普遍趋势。从进化的角度来看，这对于宝宝来说是非常有利的，因为对戴绿帽子的男人来说，这是一种保护面子的方法。

众所周知，雄性黑猩猩会虐待或杀死不属于自己的婴儿。人类可能也有类似的本能。如果亲子关系很明显的话，父亲不仅可以确定孩子是他的，也可以确定孩子不是他的。鉴于30%的新生儿不是父亲的亲生子，如果这一点可以被很明显地看出来，那么很多孩子将会被愤怒的戴绿帽子的父亲虐待和遗弃。那么一个很有趣的想法是：也许母亲凭直觉能够知道男人更喜欢长得像他们的孩子，通过赞美孩子像父亲，从而不自觉地保护了孩子呢？

是的，通过在婴儿这块空白屏幕上面投射父亲的影子，我们的后代能够得到更多的生存机会，即使这么做有失偏颇。也许旁观者才能更好地看出真正的父子关系吧。

> 妈妈的孩子，也许不是爸爸的。
>
> ——佚名

祖父母会在无意识中偏心吗？

不久前，几位进化人类学家邀请一群男女参与了一项研究。研究人员向这些受试者提供了一份关于他们对家庭成员看法的问题清单。研究人员提醒受试者回答问题要客观，而且结果也是匿名的。研究人员让受试者回忆自己的四位祖父母（外祖母、外祖父、祖母和祖父）。

"你最亲近的（或曾经最亲近的）是哪一位？"研究人员想知道，"请根据他们在你生活中的影响力，包括他们给你多少礼物和多少情感支持来给他们排名。"

对我来说答案很简单。先说说我的外祖父吧。他不喜欢吃甜食，住在一个摆满中国古董的房间里，里面还有我和哥哥的铜框照片。当回忆过去时，我会想起牛排和咖啡蛋糕的味道（我们花了那么多时间在一起吃东西），还有他在远处房间里小声建议妈妈应该自己带孩子的声音。他每周都会用潦草的字迹给我写信，写他的螃蟹，给我讲人生道理：他的心肝宝贝（也就是作者，译者注）不应该太早结婚、太早怀孕，应该努力工作。

我并不是唯一一个具有母系倾向的人。许多研究的参与者（无论男女）表示，他们都会更认同母亲的观点，在情感上与母亲最亲近，从母亲那里能获得更多的资源，也会更多地看望外祖父母，而不是父亲的父母。大多数人按以下顺序排列祖父母给他们的影响：外祖母、外祖父、祖母和祖父。在其他所有条件（资源、地理位置和对子女的感情）相同的情况下，母亲的父母通常在感情上与受试者更亲近，对受试者的影响也比父亲的父母更大。即使他们住在很远的地方，外祖父母，特别是外祖母，也更倾向于与孙辈保持频繁的联系。他们付出得更多。显然，这并不是所有家庭的真实情况。我们说的是普遍趋势，而不是个人情况。

在世界各地的数十项研究中都发现了这种对母系外祖父母的倾向，外祖母排在第一位。对于其他亲戚来说也是如此。姨妈（特别是母亲的妹妹）的排名超过了姑姑和叔叔。我的外祖母在我出生前就去世了，但我的外祖父扮演了一个重要的角色，我也和舅舅关系密切，而舅舅是我母亲唯一的弟弟。

我惊讶地得知，对母系的偏爱通常无意识地发生在祖辈和他们的第三代之间。一些人将这种偏爱解释为家庭关系的自然延伸——母女之间、姑姑侄女之间的纽带自然延伸到了第三代女性的身上。由于母亲在抚养孩子方面需要更多的直接帮助，因此保持与母系亲属的亲密关系也是最顺理成章的选择。与此同时，对外祖父母来说，照顾自己孩子所生的孩子也是有利的，因为他（她）最有可能在年老时照顾自己。而这个照顾他们的孩子更有可能是女儿所生的孩子而不是儿子所生的孩子。虽然所有这些理论都与母系倾向有关，但进化心理学家认为，有一个更黑暗的动机，即母亲的确定性与父亲的不确定性。妈妈的孩子，不一定是爸爸的孩子。也许，我们总是知道哪个人是妈妈，但谁又知道哪个人是爸爸呢？

事实是：如果你是祖父母，你知道女儿的孩子与你有血缘关系。她知道，你也知道，这孩子在生物学上就是她的。这些孩子拥有你大约 25% 的基因。在潜意识中，祖父母甚至会基于与遗传相关的生物信号（如嗅觉等），而更可能喜欢他们女儿的孩子。

母系外孙是否有不同于父系孙子的"气味印记"呢？相关研究正在进行中，这其中也可能存在倾向性。

花点时间考虑一下祖父母的窘境吧。据他们所知，他们的儿媳可能会爱上一个情人，而孩子的生父是住在隔壁的健美单身汉。对爷爷来说，亲情是双重不确定的，如果他被自己的妻子戴了绿帽子，他儿子又被自己的媳妇戴了绿帽子，这就意味着他的基因被两次排除在外了。

这也许就是为什么爸爸的父亲经常在孙子中排名最低的原因了。

所以这里真正的明星是外祖母。为什么呢？如果她还活着，外孙们就能活下来。从欧洲到美洲，到北印度的高地和亚洲的稻田，再到冈比亚的农村和澳大利亚的内陆，人类学家们已经发现了"外祖母效应"。他们见证了外祖母把女儿的新生儿绑在自己背上，挖着地里的块茎，在长期的社会关系中不停工作、协调兄弟姐妹之间的矛盾、抹去眼泪、为孩子做媒并提出建议。她们的孙辈比没有外祖母在世的孩子长得更高，营养也更好。有母亲帮忙的妇女也倾向于生更健康的胖宝宝。出生后，这些孩子更有可能长大成人，找到伴侣，并将外祖母的基因传递给后代。（请注意，爱并不是这些外祖母的唯一动机。在祖先生存的环境中，她们是否会被活埋，是否会被抛弃都取决于她们是否能够劳动，是否有用。）

爸爸的母亲也能帮上忙。但是，一般来说，并没有妈妈的母亲那么多。当儿媳在结婚之后不久怀孕并且接连生更多的孩子时，男

146

人的母亲就会更多地参与进来。这听起来可能是件好事，但通常会导致新生儿死亡率的上升，这大概是因为婆婆总在唠叨。只有在农村父权制社会中，父系祖父母才会比母系祖父母更多地参与进来，这只是因为妇女只有搬进来和丈夫的父母一起住，才可能继承土地和资源。

当祖父母被要求对自己与儿子或女儿的子女的亲密程度进行排名时，他们通常不会表达任何意见。选择最喜欢的人似乎不对，也不公平。当我向母亲提到母系倾向时，她承认女儿怀的孩子对于她有特别的意义。一直以来，她都会哄我给她生个"她的孙子"。但她会偏袒我的孩子而不是我兄弟的孩子吗？不，从来没有。她爱她所有的子孙。

****

在思考祖母对人类的贡献时，进化心理学家们认为，她们给予了人类两种值得称赞的天赋：智慧和长寿。智慧来自于她帮助孙辈长大所花的时间，因为他们的大脑发育缓慢。如果没有这种帮助，我们将面临更快成熟的压力，从而错过用于建设大脑的数年时间。长寿是祖母的另一个馈赠，来自于一种使妇女活得更长以帮助家庭的进化压力。拥有"长寿基因"的女性比她们的同龄人有更多活着的亲属，因此长寿基因能够在人群中传播。只有鲸鱼和女人能在自己不能繁衍后代之后，仍然再活几十年的时间。

那祖父呢？许多进化论表明，男性在进入老年过程中的大部分时间里都与女性相一致。虽然祖父的存在并没有像祖母的存在那样直接与孙辈的成活率挂钩，但这并不意味着他们是无用的包袱。像美苏撒拉（《圣经·创世纪》中非常高寿的人，译者注）一样的族长会通过保护和促进家族的长期利益来帮助亲属。如果他的子孙能够茁壮成长，并且有很多孩子，那么他的长寿基因也会延续下来。如果那个老爷子是个有男子气概的人，他可能也在其他方面为人类的长寿做出了贡献：年轻妇女愿意与有权势的老者结婚，这同样能使长寿基因延续下来。

祖父母万岁！他们造就了我们。而总有一天，我们也会成为他们中的一员。

第6章

烦躁的胎儿、窥探天才，为什么爱吃巧克力的人生出的宝宝更甜美：产前预测

第 32 周的时候，医生告诉我们，胎儿处于臀位（臀部先露出
母体）。然而 85% 的同龄胎儿在这个时期已经处于头位（头部先露
出母体），准备好出生了。我们的孩子却还在妈妈肚子里跳舞、做
梦和闲逛。她那圆圆的脑袋在我的肚脐周围上下游动，一只脚靠着
她的腹部，另一只脚轻轻敲着我的官颈。

在很长一段时间里，我想尽一切办法促使她的头向下转为头位。
我躺在地上，双脚放在沙发上，臀部抬高至少一英尺。我每天晚上
坚持用艾条在每个脚下熏 20 分钟，据说这是中医的一种改变胎位
的方法。可我却不小心烧到了小脚趾。我在马萨诸塞州北部一个波
光粼粼的湖面上翻跟斗。我在宝宝的脑袋上方放一袋冷冻的豌豆，
下方放一个温暖的荞麦袋。这个方法的依据是胎儿能像蝴蝶一样，
迁徙到温暖的地方去。但是胎儿始终没有转动。

丈夫和我都认为这是有个性的标志。

"固执得就像她爸爸一样。"我说。

"她在自己的美妙时光里，朝着自己的方向走。"彼得解释说。

没有什么研究可以解释为什么有的胎儿可以从臀位转向头位。
当然，这跟个性无关。在这里，我们可以通过超声来发现她的踪迹。

像大多数执着的准父母一样，我们一直在对孩子的性别和性格
进行推测。每一次扫描、每一次踢脚、每一次胎动都是一个信号，
包括她出生的大小、出生的时间，每一件事都被考虑在内。她会是
一个外向的人、一个杞人忧天的人、一个恃强凌弱的人，还是一个
笨手笨脚的人呢？她的性格是温和的、活泼的还是孤僻的呢？她是
一个夜猫子还是一只早起的鸟儿呢？她是一个敏感的人还是一个喜

欢冒险的人呢？

她是谁，她又在想些什么呢？

现在，我们能通过超声看到她头部的很多信息了。几个月之前，在孕早期的时候，她的大脑以神经盘、外胚层和中胚层为基础，共同形成一个神经板，继而成为神经管。这就是中枢系统发育的过程。神经元以每分钟 25 万个细胞的速度形成，像拓荒者一样在大脑中迁移。一旦建立了大本营，它们就能铺设起长长的、粗粗的轴突纤维，成为信息高速公路。轴突再链接起来形成网络和信息流动的模式。

第 6 周时，胎儿的脑电波可以被检测出来。神经管分裂成为三大块：前脑、中脑、后脑。后脑的物质中枢是延脑（主要功能在于调节呼吸、吞咽、心跳）和脑桥（主要功能在于视力、肢体动作）的所在地。小脑位于脑桥下方，其功能主要是控制身体运动和平衡。

第 9 周时，胎儿就会动了，也可以听到胎心。她可以吞咽、叹气、伸展、吮吸拇指。

第 10 周时，她有一只左手或右手，她的指纹开始发育了。

第 12 周时，她能张开嘴巴对外界刺激做出响应。

第 14 周时，她会对触摸做出响应。

第 15 周时，双胞胎可以开始在子宫里相互按摩和模仿（这说明我们在出生之前就有了社会行为）。

在孕中期，最重大的结构——前脑开始发育。它是神秘结构的所在地，包括间脑和端脑。间脑发育成为丘脑（传递感觉和运动）和下丘脑（控制情绪、感官知觉、激素释放）。端脑发育成为海马体（长时记忆和空间定向）。海马体要等到胎儿出生的时候才能基本上

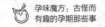
完成发育。前脑也是基底神经节（控制运动、感觉）和基底外侧核
（可整合与情感和动机状态有关的活动）的所在。

第 23 周时，胎儿多多少少有了听觉、味觉和视觉。

第 26 周时，她可以辨识出我们的声音。

在孕晚期，脑前额皮质层已经为出生做好准备。这是一个具有
学习能力、语言能力、抽象思维能力的区域，70% 的神经细胞都在
这里。这个区域在孩子出生后还会继续发育很长一段时间。

第 27 周时，胎儿开始有了思想。

第 32 周时，大多数的胎儿已经处于头位，做好了出生的准备。

在第 38 周半的时候，我们的胎儿才从臀位转到了头位。

这一切发生在我用一组夹在双腿之间的小喇叭演奏了 2 个小时
莫扎特奏鸣曲之后。我和丈夫对这件不可思议的事感到很开心，享
受着这一切的发生。然后我感觉自己的眼睛湿润了。第二天，医生
见证了这个奇迹。胎儿的头已经进入了骨盆。她的手伸向远处，好
像在试着触碰音乐。

"她喜欢古典音乐！对于一个未出生的宝宝，这真是个高雅的
情趣！"我呢喃着。

哦，我们又开始猜测她的性格、她的情感，不断地做着各种各
样的产前预测。

真相不久即将浮出水面。现在开始铆足干劲儿吧。随着预产期
的临近，我一直在想：你是谁？你会是谁？

> 预测未来行为的最佳指标是过去的行为。
>
> ——菲尔博士

胎儿能探听到什么？

到了怀孕后第三个月，婴儿就能探听外界了。我感觉到我的宝宝也是这样。这个爱管闲事的小家伙在听我闲聊、争论、评论。声音在她那水汪汪的泡泡里扭曲了，但她听得很清楚。我的声音比她经常听到的任何声音都要响亮。我的声音包围着她。她在里面游泳。这些声音对她的影响可能永远不会超过现在了。

现在到了怀孕第 30 周，宝宝很快就能处理并优先选择她听到的声音了。我说话时她应该是注意力集中的。如果我要朗读、播放我自己读"斑比"的录音给她听，她的心率应该加快 7~8 次 / 分钟（就像在多伦多大学的一项研究中，母亲用悬挂在肚子上的扬声器对她们 33~41 周大的胎儿做的那样）。这就意味着她被唤醒并对声音给予了关注。但是如果一个不认识的人来读同样的一段话，胎儿的心率则会保持不变。

胎儿可以知道哪些背景音属于正常的噪声。他们会对噪声习以为常，这一点也可以通过心率加速或减慢的情况来证明。在一项研究中，生活在日本大阪国际机场附近的母亲所怀的宝宝在孕晚期睡觉时，如果听到飞机的轰鸣声，不会眨眼睛；而听到叮当的钢琴键声时，就会醒来。在城市里，我的宝宝也多半不会被警笛声和刹车

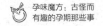
的尖叫声吓到。

我们怎么知道胎儿（在怀孕大约 30 周后）不仅要听，而且还能在出生后记住听到了什么呢？有个简单的实验可以证明。在孕晚期每天两次对着你的肚子大声读一本书（例如《戴帽子的猫》），就像在北卡罗来纳大学心理学家安东尼·德·卡斯珀（Anthony DeCasper）带领下的实验中准妈妈们所做的那样。孩子一出生就给他读书（包括《戴帽子的猫》），看看他是否喜欢苏斯博士。德·卡斯珀发现新生儿确实能够识别这些声音。当婴儿以一定的速度吸吮乳头的时候，机器就会播放妈妈读苏斯博士书的声音。如果婴儿吮吸的速度不同，他会听到妈妈读另一本书的声音。16 个婴儿中有15 个会以能使机器播放《戴帽子的猫》的速度吸吮乳头。《戴帽子的猫》对他们来说并不意味着什么，但他们能辨认出这是在子宫里听到过的声音。他们记得是谁念给他们听的。

胎儿是否记得和喜欢爸爸的声音目前还不清楚。多伦多大学的一个团队录下了两分钟爸爸妈妈读"斑比"的声音，并把录音播放给胎儿。只有母亲的声音能够使胎儿的心率加速。话虽如此，只要我丈夫一说话，我们宝宝的脑袋似乎就会朝他的方向摆动，就好像妈妈是指南针，爸爸是磁极。不过大部分的情况下，胎儿似乎对爸爸的声音反应不大。如果有什么能让男人感到安慰的话，可能是孩子实际上听不到他们的声音。男性的声音在 125 赫兹时会与母体内心脏跳动的声音、胃液汩汩流动的声音混合在一起。女性的声音（和一些音乐）平均频率为 220 赫兹。这一声音频率能更好地穿透子宫壁。我估计丈夫需要通过提高音量才能使宝宝听得到他。

胎儿在子宫中培养的一些强烈偏好可持续数周，甚至延续到出生后几个月或更长。低频率的声音在液体和组织中的穿透力更强（虽然感觉上并不明显）。当暴露在低频率、大声、快速、精力充沛的音乐中时，胎儿明显更喜欢低频率的声音。如果新生儿在子宫里听到过肥皂剧中的主题曲，他们听到同样的声音时就会平静下来，而以前没听过这种声音的新生儿就不会对主题曲有所反应。一个吓人的想法是：婴儿会不会为了放松心情天生就喜欢看垃圾电视节目呢？如果是这样，古典音乐也应该对宝宝有同样的效果。如果胎儿在羊水里听过低音管弦乐《彼得和狼》的片段，他们出生后就会更喜欢这一乐曲。对那些在子宫里没有听到过这个曲目的婴儿来说，就不会有这样的偏好了。宝宝的音乐品味真的能被培养出来吗？在一项英国研究中，孕晚期的妈妈们被指导每天听她们选择的歌曲（从印度传统乐曲到西印度群岛舞曲，再到说唱音乐）。从宝宝看声源的时间就可以发现，生下来的婴儿在一岁时仍记得和喜欢之前听到过的同样歌曲，即使他们出生之后就再也没有听这些曲子。

胎儿也在学习母语的声音。孕晚期时，他们大脑皮层中的颞叶和额叶会将声音频率调到习惯了的常规声音，尤其是母亲所发出的声音。他们在学习音调、音色、强度和节奏。如果胎儿现在听到了中文，他会意识到这不是英语。加拿大多伦多大学的研究人员播放了一名匿名妇女用英语读故事的录音。停顿片刻之后，继续用另一个声音播放英语故事。对那些母语是英语的胎儿来说，心率并没有改变。声音的改变并没有引起胎儿的注意。对他们来说，这只是一个陌生人在用熟悉的语言说话。但是如果中途改用中文来讲故事的话，胎儿的心跳就会加快。这表明他们注意到了变化，能感觉到这两种语言是不一样的。当中国的婴儿听到中文故事被改变为英语的时候，同样的事情也会发生。宝宝出生后，负责熟悉的语言的那些神经元会增强，而其他神经元会枯萎死亡。当成为蹒跚学步的孩子时，宝宝便慢慢地失去了听出所有噪声细微差别的能力。

基因决定了宝宝（甚至是孕晚期的胎儿）会以真实的语言为导向，对胡言乱语和随机的噪声并不敏感。我们知道这是因为当研究人员反着播放母亲说话的声音时，新生儿的大脑活动也会有所不同。婴儿只通过左半球来处理那些他们可理解的声音。这时，他们确实在听。当一个婴儿听到父母发出奇怪的声音时会咯咯地笑，因为他知道父母只是在开玩笑。

哭声甚至也会受到母语的影响。德国新生儿的哭泣声是一种降调，因为他们的母亲所说的德语就是降调的。而法国新生儿的哭泣声是一种升调，因为法语就是这样说的。

俗话说"小水罐有大耳朵"。这句话是在警告成年人要注意自己所说的话，因为孩子能够听到。不过，我倒是希望这在解剖学上是不准确的，尤其是在分娩的时候。

音乐和节奏可以进入灵魂深处。

——柏拉图

莫扎特（或其他音乐）能起什么作用？

考虑到胎儿对声音有听觉和反应，那么孕期的音乐对他们会有什么作用呢？法国国王亨利的母亲珍妮·阿尔布尔特（Jeanne d'Albret）提出这样一个理论，她认为音乐塑造了孩子一生的气质。在怀孩子的时候，她让音乐家每天早上到她的房间演奏一首欢快、舒缓的曲子。而她的孩子"伟大的亨利四世"是历史上公认的一位快乐、善良和受人爱戴的统治者。

从那以后，现代科学就证实了音乐可以影响胎儿的情绪。当感兴趣或激动时，他们的心率就会加快；当平静下来时，心率就会减慢。例如，在伦敦妇产科医院进行的一项实验中，莫扎特的奏鸣曲似乎特别能安抚胎儿，稳定胎儿小小的心脏。维瓦尔迪的音乐也是如此，这可能是因为这些音乐的节奏为每分钟 55~70 次，就像妈妈在休息时的心跳一样。贝多芬、勃拉姆斯和摇滚音乐的狂暴片段使胎儿难以入眠。一些神经学家认为，莫扎特的音乐片段每隔 20~30 秒就有规律的重复一遍，这能够引发大脑强烈的反应，因为睡眠模式也遵循 30 秒的周期。

最初，舒缓可能是"莫扎特效应"的主要作用，但后来人们把关注点转向音乐是否能使婴儿变得聪明。这一想法始于 20 世纪 80 年代中期。当时音乐教授唐纳德·谢特勒（Donald Shetler）给 30 名孕妇演奏了各种类型的古典音乐，包括莫扎特的音乐。在他看来，这些孩子出生后，注意力和语言能力都很强。在两岁的时候，他们中的许多人都能在钢琴上弹出一段简单的旋律。这是令人吃惊的，

因为大多数那个年龄的孩子都只会敲击钥匙。谢特勒所做的是一个
小规模的研究项目，调查结果也只是初步的，但是他的工作引起了
很多人的兴趣。

在 20 世纪 90 年代初，最著名的莫扎特效应研究问世了。加州
大学欧文分校的弗朗西斯·劳舍尔（Francis Rauscher）和戈登·肖
（Gordon Shaw）发现，志愿者在聆听了莫扎特的《D 大调双钢琴奏
鸣曲》（*Sonata for Two Pianos in D Major*）之后，他们在空间推理
上的表现得到了暂时改进。他们做数学计算和处理事务的能力提高
了。狂热者认为，推理能力可能转化为卓越的数学和科学能力。劳
舍尔和肖声称，音乐可以把智商提高 8~9 分。

但这个研究有个缺陷。研究对象是 36 名大学生，而不是婴儿
或胎儿。结果，这个咒语只持续了十分钟。

别管细节了。莫扎特效应立刻在助产课和幼儿园里流行开来，
效果也被传闻所夸大。又出现了一些看似科学的东西，比如老鼠大
脑的实验。弗朗西斯·劳舍尔领导的一项研究报告称，在子宫中接
触《D 大调双钢琴奏鸣曲》的大鼠，可以比接触噪声或现代派音乐
作品的大鼠更快、更准确地走完迷宫。另一个研究小组发现，出生
前一天接触一小时音乐的大鼠幼崽，其大脑海马体中的新神经元增
加了，空间学习能力提高了；而出生前接触了随机噪声的大鼠幼崽，
新生神经元数量减少，学习能力受损。不幸的是，并非所有的科学
研究都得到了同样的结果。

从那以后，人们对莫扎特效应的热情在大众媒体中日益高涨，
并带动了莫扎特产品的家庭产业——录音、书籍和课程等。营销者

开始用莫扎特来解决困扰我们的一切，从不受管制的囚犯到不能茁壮成长的玫瑰。这种理论越来越像是一个科学的传说。

最终，莫扎特效应开始面对现实了。一些研究人员对将扩音器放在孕妇腹部的做法进行了批判。因为羊水会放大某一声音频率，这可能会损害胎儿的耳膜。我们如何把握刺激和过度刺激之间的界限呢？其他批评家指出，除了那些言过其实的传闻之外，几乎没有任何科学研究表明，接触了音乐的胎儿在音乐、数学或空间方面都处于领先地位。目前还不清楚胎儿大脑的哪一部分对音乐有反应，也不清楚是否可以通过音乐刺激胎儿的颞叶皮层来提高空间认知能力。莫扎特效应的丧钟最终由哈佛大学的一项研究敲响。研究人员分析了 16 项莫扎特效应的研究结果，发现这些结果在统计上的意义不大。这并不是说音乐对胎儿没有好处。对于这类研究，我是个乐观主义者。我相信，就像生活中的其他事情一样，我们需要知道需要关注的应该是什么。

对于莫扎特效应而言，最终的结论是：音乐能够抚慰胎儿。这一点是确信的。这并不是个微不足道的结论，因为情绪会间接地影响行为，包括智力测试的表现。怀孕时，你的情绪对胎儿有很大的影响。音乐影响你的情感，你的情感塑造你宝宝的思维。胎儿需要直接从音乐中受益吗？回答是否定的。一项研究发现当母亲戴上耳机，听莫扎特和其他令人放松的音乐时，胎儿也会放松下来，变得心跳平稳，尽管这时只有妈妈才能听到声音。

这正是关键所在。在听莫扎特的音乐，哼摇篮曲或专注于其他能使你平静下来的音乐时，你会产生平静激素，并通过胎盘把平静

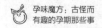
的情绪传递给胎儿。这样做可以使母亲受到的压力得到缓冲，使孩子的大脑受益。当然，你不一定非得听莫扎特的音乐，任何能让你产生良好情绪的音乐都可能对胎儿产生好的效果。一项研究发现斯蒂芬国王的恐怖故事对心理测试的影响，就像给喜爱莫扎特曲调的人听这种音乐一样。

莫扎特本人对此作了最好的总结："高超的智力、想象或者两者兼备都不能使一个人成为天才。爱、爱、爱，才是天才的灵魂。"

> 你必须像锻炼肌肉一样锻炼你的大脑。
>
> ——罗杰斯

运动能增强宝宝的智力吗？

加强孕期锻炼有助于增强宝宝的大脑吗？我希望如此，因为我觉得在健身房的跑步机上行走，就像仓鼠在轮子上走的效果一样。我的心率稳定在每分钟 140 下，这是医生建议的最高限。然而，我的速度实在是太慢了，以至于我可以一边走一边阅读跑步机屏幕上弹出的文章。我是如此的惹人讨厌，以至于在我左右跑步机上锻炼的两个肌肉发达的男青年不禁议论起来，好像我把他们一下子分开了。尽管我的速度远远不如他们，但我出的汗和他们出的汗一样多。

让一个孕妇发热并不需要太多的时间。随着血容量的增加和新陈代谢的加速，血液涌向皮肤表面（比如脸颊通红）。经常锻炼的孕妇精力更充沛，血压更正常，静脉曲张和四肢肿胀比较少，血糖水平降低，先兆子痫的风险降低，并且疼痛也会减少。比起久坐不动的人来说，得抑郁症的机会也会更少。

对母亲来说这些已经足够了，但孩子又能从我的努力中得到什么呢？有一篇文章"母鼠怀孕期间在跑步机上跑步对幼鼠短期记忆的影响"让我感到心跳加速。这是一项关于围产期运动对幼鼠大脑影响的实验。和我一样，研究中怀孕的雌性动物每天都在跑步机上以适度的速度跑 30 分钟。

我们和仓鼠都是在轮子上跑步的怀孕哺乳动物。因为研究人员不能在人类身上做这样的实验，所以采用了这个相似的实验。在幼鼠出生 3 周后，研究人员把它们摆放在装有不锈钢栏杆的平台上。经过反复试验，幼鼠学习到，如果踩上带电的栏杆，就会受到 20 秒的电击。1 周后（相当于人类几个月后），研究人员将幼鼠放回到平台上，看看它们是否还记得前 1 周的经历。如果幼鼠在踏上电网时表现出迟疑，说明它们还记得之前受到过的打击。

谁更有可能记住电击的教训呢？是跑步者的宝宝，还是懒惰者的宝宝？用爱迪生的话来说，天才就是 99% 的汗水。跑步者的宝宝会花更长的时间，才敢踏上电网，这意味着它们能将电网与遭受打击联系在一起，记忆力要好于那些母亲在怀孕期间久坐不动的同龄人。

研究人员出于好奇，想知道这些幼鼠的大脑是否有什么特殊之处，于是他们从控制幼鼠记忆的海马体中抽取了组织样本。他们的

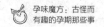
发现是惊人的。与对照组相比，跑步者后代的大脑中出现了大量的新细胞。通常情况下，海马体中的许多细胞会死亡，而那些跑步者所生的幼鼠，大脑中死亡的细胞却较少。海马体内的细胞越多，神经连接就越多，记忆也就越强、越快。

记忆是智力的基础。记住信息并将其与其他信息联系在一起，就可以把知识转化为智慧。好的海马体增加记忆能力，而记忆能力又会有助于我们在生活中学到其他东西。根据这个标准，跑步者所生的幼鼠确实更聪明。这并不是唯一一个表明锻炼有助于生下聪明宝宝的研究。其他研究中的锻炼形式包括把母鼠放在旋转的轮子上跑，让母鼠在"游泳池"里游泳、在跑步机上漫步。这些运动者的幼鼠比其他母鼠的后代更善于在迷宫中穿行（表现出卓越的空间技能）。加拿大一项耐人寻味的研究甚至发现怀孕的母鼠会进行自发的运动，这使幼鼠因孕期接触酒精而产生的脑损伤得到了逆转。

爱出汗的女人也会生更聪明的孩子吗？在一项针对人类的小规模研究中，研究人员对婴儿的警觉性和追踪刺激的能力进行了测试。孕期进行有氧运动的母亲所生的宝宝比不锻炼者所生的宝宝表现得更好。在另一项测试中，这些表现良好的婴儿在经受声光刺激后，能够比同龄者更快地使自己安静下来。这些能力带来的好处可能是深远的。凯斯西储大学的另一项小型研究表明，持续锻炼的母亲所生的孩子，在 5 岁时表现出更高的认知能力，更好的口语能力和更高的考试分数。他们的语言理解、记忆推理和处理速度也比不锻炼者的孩子更快。

经过 30 分钟在跑步机上的轻度到中度运动后，我把手放在腹部。肚子里的孩子像小懒虫一样安静。我想象着她的海马体长出新的神经元，最初的想法在她的思想萌芽中摇曳着。

但是这也会打破她的宁静，同时使我想起了锻炼的缺点。运动会将脂肪从储存物中提取出来，供肌肉使用。而怀孕的目的是为婴儿建立脂肪储备。当我喘息流汗时，流向子宫主动脉的血液和氧气也正在减少。这导致胎儿的运动减少，胎心持续增加约 20 分钟（虽然一些研究表明胎心也可能减慢）。虽然我能出汗，但胎儿却不能，于是她的小身体开始储存热量。如果适度的话，这一切都不危险。

但如果过度了呢？

解答这个问题的方法是为老鼠建立一个训练营。在老鼠训练营中，怀孕的母鼠被迫每周游泳 6 天，每天游 2 小时。令人惊讶的是，与那些运动适度的母鼠所生的宝宝相比，它们所生的幼鼠表现一点都不好。这些幼鼠出生时体重很低。在一项实验中，19% 的幼鼠在哺乳期间死亡，超过 50% 的母鼠杀死并吃掉了它们的幼崽。结果并不令人愉快。更糟糕的是，这些母鼠的孙辈们出生时体重很低，成长缓慢，尽管它们的父母过着轻松的生活。这种创伤在几代老鼠中延续，也许这是与压力相关的表观遗传效应。这是一种极端的情况，对那些在怀孕期间运动过度（无论是出于自愿还是被迫）的女性，有什么借鉴意义吗？

运动需要遵循《三只小熊》故事中金发姑娘的适度原则。太少不好，太多也不好。每个人都应该有适合自己的限度。锻炼必须是自愿的。这就是为什么怀孕期间的运动建议会有附加说明：如果你在怀孕前没有做过高强度的运动，不要进行高强度的锻炼；如果你

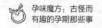
有高风险的情况，如宫颈不全或多产，请格外小心；不要让自己感到喘不上气；避免或减少危险性运动，如滑雪或跳水。锻炼不会使孕期变短或变长，不会使分娩过程更轻松，不会使新生儿的出生体重更加理想、出生评分更高。这些都还没有得到证实。

然而，我想知道，在跑步机上这样慢吞吞地走能让孩子的记忆力更强吗？我在修建和扩增她的大脑肌肉吗？也许我永远也不会知道答案，但我喜欢这样认为。我又想起了健身房里跑步机上试图超越彼此的那两个男人，他们提醒我这个世界充满竞争。我希望自己的女儿能在起跑线上遥遥领先。但我知道运动最好的理由是使怀孕期间一切顺利。

> 橡树在逆风中生长强劲，钻石由压力铸就。
>
> ——彼得·马歇尔

压力可能实际上对胎儿有益吗？

几个月来，我想知道，如果我吃的东西造就了宝宝（巧克力蛋糕和鱼油丸），我的感觉是不是也造就了她？也就是说，她是我对猪流感和先天性疾病的焦虑，她是我对喧哗邻居的愤怒，她是我对分娩的恐惧，她是我要在短时间内完成一篇长篇文章的疯狂决心。

在孕中期的晚些时候，一个与我亲近的人被诊断患有癌症，我感到心脏一阵剧烈的跳动。在此之后的几个小时里，女儿像一只躲在洞穴里的老鼠那样，安然不动。但那天晚上和接下来的几天里，她却把我踢得很痛。毫无疑问，未出生的婴儿能感受到母亲的压力。

我已经强调过多次，宝宝也会承受压力，而现在我却感到了一点放松。科学证据表明压力对胎儿有益，这让我感到安慰。很多人认为所有孕期的焦虑和强烈情绪都是不好的。但真相是，就像运动一样，如果能达到完美的平衡（既不太少，也不太多），心理压力也可以是有益的。这是个一般性原则。根据一多德森（Yerkes-Dodson）的压力优化定律，当压力过小时，人受到的刺激不足。我们感到平静，同时也很困倦。此时，人的智力表现不佳，很少记住发生过的事情。另一个极端情况也是如此：当压力过大时，人的表现也不好，能记住的东西也不多。最佳点在两者之间。人处于新的或不可预测的情况时（比如不熟悉的环境或竞争，或其他我们无法完全控制的情况），思维最为敏锐。这就是为什么运动员在实际比赛中经常比平时表现更好的原因。这就是为什么人在一定的压力下能更加雄辩的原因。这也是为什么有些人在截止日期到来前做得最好的原因。

适度的压力是指你可以忍受的压力。如果生活压力适中，结果就会像在日本一项针对孕期压力的研究中大鼠所经历的那样。山口医学院的日本神经科学家把孕中期的大鼠每天放在一个小圆柱形的钢笼里半小时。对于一只老鼠来说，被困在笼子里的感觉就像人类被困在一辆驶向未知方向的地铁车厢里的感觉。像这样困住大鼠不会使它惊慌，但像我们一样，大鼠会不喜欢这种孤独感和不确定性。它们经受的压力，相当于你当众演讲半小时，或者某个下午与朋友

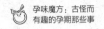

发生争执时所承受的压力。

科学家们在各种条件下测试这些承受适度压力的怀孕大鼠的幼鼠。在记忆测试中，幼鼠被训练在越过箱子时免受电击。在空间学习测试中，它们被放在有 8 个分支的迷宫里。在情绪反应的实验中，它们会在露天场地的中心受到击打。

研究人员感到惊讶。与对照组相比，母亲在孕中期处于半压力状态的幼鼠，在所有三项测试中都表现得更好，它们在记忆测试中能够更快地记住并避免电击，在空间测试中能够更好地在迷宫中找到路，而在露天场地中也会更谨慎和警惕。

是什么让处在半压力状态下的母鼠所生的幼鼠变得更聪明呢？答案就在于控制激素产生的下丘脑，及与记忆形成和储存有关的海马体。少量的糖皮质激素（最有效的一种是皮质醇）对于这些大脑区域的发展是必需的。在皮质醇的影响下，感官和记忆被激发起来，就像我们在有压力时进行演讲，或者在开车时差点发生事故那样。我们的思维变得更清晰，我们变得更加警惕。当这些幼鼠还没有出生的时候，它们小小的脑袋就会接触皮质醇和其他糖皮质激素。就像在锻炼后体内会产生压力那样，这些激素促使下丘脑和海马体中神经元的生长。适度的身体压力和适度的心理压力都对胎儿有益。

对母亲有好处的或许对孩子也有好处。约翰霍普金斯大学的发展心理学家珍妮特·迪彼得罗（Janet DiPietro）领导的研究发现，怀孕中期至晚期的压力有助于提高儿童的认知能力和运动成绩。与那些整个孕期感到没什么压力的女性相比，孕中晚期承受了适度压力的母亲所生的孩子，在脑干听觉诱发电位（两周龄时评估大脑和神经系统的成熟指标）的四项测试的三项中，表现出了更快的神经传导速度。这些女性感到日常生活的各个方面（家务、体重、睡眠，宝宝健康等）存在一定压力。迪彼得罗和她的同事对婴儿进行了长达两年的跟踪，他们发现，母亲在孕中期承受适度压力，与孩子在运动和智力发育的标准化考试中取得更高分相关。在加州大学欧文分校进行的一项研究中，母亲在孕中晚期皮质醇水平升高的一岁孩子（尽管孕妇未出现焦虑）在认知测试中得分较高。

然而，高分宝宝的气质并不总是最阳光的。孕期压力也与婴儿烦躁不安有关。迪彼得罗提醒我们，不要将宝宝的信息处理能力以及大脑成熟度与气质混淆。

在这里我们学习到了一个重要的信息：当我们感到有点不知所措、思维中断或失控时，不应该担心这会对宝宝有所伤害。也许我们应该欢迎压力，带上它不断学习生活中的跌宕起伏。宝宝也是如此。

但是如果我们的压力从中等变为过度，又会发生什么？

＊＊＊＊＊＊＊＊＊＊＊＊＊＊＊＊＊＊＊＊＊＊＊＊＊＊＊＊＊＊＊＊＊＊＊＊

通过观察自然灾害的后果，我们可以了解严重的孕期压力所带来的后果。在中国和新西兰发生强烈地震后，研究人员对出生缺陷率进行了研究。他们发现很多孕妇在这之后发生了早产。极度压力和抑郁使身体想要尽快摆脱怀孕状态，这是一种生存策略。长期高压的预后也不令人乐观，婴儿的出生缺陷率更高。一项研究对经历了里氏 8.0 级地震的中国幸存者进行了调查，发现 18 年后，那些灾难发生时在子宫内的孩子的智商比一年后出生的兄弟姐妹的低，

前者的心情也会更加沮丧。同样令人伤心的结果来自加拿大，1998
年这里遭受了毁灭性的暴风雪袭击。在灾难中遭受高度压力（怀孕
期间在一年中最寒冷的月份居住在避难所，忍受 40 天停电）的母亲，
她们的孩子在两岁半和五岁进行测试时，智力和语言能力的测试得
分较低，只能说出和理解少量的单词。

个人危机就像是一种创伤。你是否曾受到过犯罪分子的侵害，
是否曾经历过家庭暴力或不公正待遇呢？你是否搬了家，换了工作，
或因失去亲近的人而感到悲伤？你正在经历离婚或分居吗？如果孕
妇的伴侣长期虐待她、离开她或在她怀孕时死亡，孩子就更有可能
患上抑郁症、焦虑症、注意力缺陷障碍，并在成年以后犯罪。据报道，
孕期过于焦虑、情绪失控的母亲所生的孩子更易愤怒、沮丧，有睡
眠和饮食问题、情绪问题，在学校里的成绩也会更差。

如果说对怀孕大鼠的研究采用的是一种极端压力情况，那么发
生在这些孩子身上的则是一种相对稳定的压力（或者说是一波大的
潮汐）。胎盘通常把糖皮质激素（皮质醇）分解为胎儿能够承受的
剂量。但在不堪重负的情况下，胎盘就有可能像一个漏了气的球，
允许达到毒性水平的皮质醇通过。适度的皮质醇有助于海马体这个
大脑的记忆库生长。但是肥料过量就是毒药。它是有毒的，会使胎
儿受到惊吓。婴儿会吸收焦虑。经常受到惊吓的胎儿可能长大后会
出现学习和记忆方面的问题，因为他的海马体发育不良。

皮质醇中毒的胎儿也可能变成一个紧张的婴儿。过量的糖皮质
激素影响婴儿控制压力的"下丘脑 - 垂体 - 肾上腺"（HPA）轴的发育，
使之反应太频繁。这就像烟雾报警器会因为一块烤面包片的热气而

报警那样,过度敏感。随着时间的推移,压力会导致高血压、糖尿病、哮喘以及免疫力下降。怀孕期间经受压力的母亲所生的孩子，在成年后常常出现这一类的疾病。大脑的情绪区域杏仁体和前额皮层也受到了损伤。这会导致焦虑、睡眠障碍、注意力分散和其他高度紧张的行为。

怀孕期间的压力激素让未出生的宝宝知道了他们将要到达的世界是怎样的。如果你的系统充斥着孕期糖皮质激素，你的宝宝就会受到提示。他会在压力下出生。从进化的角度来看，焦虑和紧张应该是应对压力的有效方式。这样的人长大后，在平静的环境中也会感到沮丧或注意力不容易集中；而在稍有紧急的情况下，就会过度紧张、兴奋和戒备。我们都认识这些人。他们是肾上腺素的怪胎，是忧心忡忡的人。如果他们活得足够长的话，他们可能会得高血压或心脏病。在这种情况下发育的婴儿，似乎一生也将过着更短暂、更窘迫、更焦虑的生活。这是提高警惕的代价。

如果没有真正的危险，你可能希望宝宝受到适当的皮质醇刺激。你希望他对周围环境敏感，但不被过度刺激。你想让他的气质足以应对一个竞争激烈的世界，而不是一个充满恐慌的世界末日。

我们应如何将这些应用到自己的生活中呢？这是个复杂的问题。每个妈妈和宝宝都有自己的压力阈值。对我而言最大的压力，对你而言可能是温和的。紧张的孩子可能是由压力过大的母亲所生的，因为他们遗传了压力倾向。在困境中长大的孩子也会容易焦虑。妈妈越是焦虑和沮丧，孩子就越有可能变得恐惧、烦躁、紧张、睡不好、不愿意探索、不愿意与其他孩子进行互动。

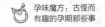

　时间也很重要。需要考虑胎儿接触皮质醇时的胎龄，因为大脑是分阶段成熟的，每个发育阶段都有一个不同的敏感窗口。一些研究表明在孕中晚期，胎儿的大脑最容易受到过度应激激素的负面影响（但这一阶段也会从适度的压力中获益最大）。

　　男性和女性胎儿对压力的反应不同。男性大脑发育慢于女性大脑，这使得他们在更长的时间内易受压力激素的影响。这也许可以解释为什么胎儿期接触压力的男孩更可能患有学习障碍，而女孩更容易焦虑和沮丧。当妈妈有压力时，男性胎儿继续快乐成长，而女性胎儿的发育速度会减慢。当妈妈行为反常时，男性胎儿更容易受到精神紧张的打击，发生流产。

　　即使考虑到以上所有因素，科学家仍然很难确定为什么当母亲受到相同压力的时候，有些孩子比起别人更容易受到影响。

　　这是关于产前压力最重要的课程。

　　***************************************

　　不久前，纽约罗彻斯特医学中心的一组研究人员招募了125名孕中期的妇女，让她们回答了一组衡量焦虑和压力的标准化问卷。研究人员测量了每个孕妇羊水中应激激素皮质醇的含量。通过这两项测试，他们对受试者的压力情况有了非常清晰的了解。在分娩17个月后，研究人员测试了这些婴儿的压力对他们的发展产生的影响。

　　由于知道母亲怀孕期间压力水平，研究人员能够寻找压力与孩子发展之间的联系。他们用了一个标准化的发展测试来评估孩子的注意力、活动力、解谜技巧，然后通过对安全感或不安全感的评定，测试了孩子与母亲的依恋程度。当母亲离开房间，留下小家伙与陌

170

生人在一起的时候，宝宝会无法与妈妈分开吗（不安全感）？在受到惊吓时，宝宝是否会寻求和接受妈妈的安慰（安全感）？当妈妈回来时，宝宝会很高兴看到她吗（安全感）？

令人感到鼓舞和安慰的是，如果婴儿与母亲之间的关系是安全的、充满爱的，产前压力激素对认知发育的影响就会被消除。一位母亲可能在怀孕期间神经过于紧张，但她的孩子的大脑却能安然无恙。但对于那些曾与母亲关系不好的孩子来说，情况并非如此（参见"母性是在婴儿期形成的吗？"）。

这是一个非常好的消息。它表明胎儿过度活跃的神经系统能够得到舒缓和重置（或者被重新引导）。一个没有安全感的孩子，可能会从容易恐惧和过度焦虑的人转变为一个注意力集中、认真和擅于自我反省的有安全感的人。不良倾向并不一定会发生。孩子在子宫内受到压力，就像一个定时炸弹，是可以用爱、安全、接受和支持来拆除的。

孕晚期的禅宗

如果你像150名怀孕女性一样，参加了在加州大学欧文分校进行的特里尔社会压力测试（Trier Social Stress Test），你就会被带到一个没有窗户、安装着一台摄像机的房间里。在那里，助理会要求你坐下来，把你连接到衡量生命体征的仪器上。同时也会有三个男人和女人坐在一张桌子旁，等着你。

他们是你的面试小组。

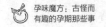
他们会让你假装自己正在应聘一份工作，必须通过 5 分钟的自我陈述，让他们相信你是最佳人选。当你完成陈述的时候，会被要求做一些数学思维题。比方说，从 54 499 这样大的素数中以 13 为一个基数进行倒数。在测试的前后，研究人员会进入房间收集你的唾液来进行压力激素测试。

加州大学欧文研究人员通过分析来自压力测试的所有数据（包括女性的肢体语言和激素水平），证实了一些显著的事情：越接近孕晚期，孕妇感受到的压力就越小。与在孕中期（17 周）较高的压力水平相比，受试者在孕晚期（31 周）的血压更低、心率更慢，而且激素皮质醇水平也降低了。在怀孕期间接受相同检查的非怀孕妇女在同样的时间间隔内感受到的压力却有所增加。这并不是第一个发现孕妇（特别是孕晚期的孕妇）比非怀孕妇女在同样的压力下更平静的研究，但这是第一个追踪同一妇女在不同妊娠阶段压力情况的研究。

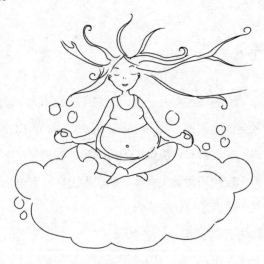

那么，在接近预产期的时候，是什么让孕妇变得更加平静了呢？答案是：尽管身体产生了更高水平的皮质醇，但同时也降低了皮质醇受体的敏感性。这意味着，需要比平常更多的皮质醇，才能使神经系统兴奋起来。与此同时，胎盘产生更多的酶，将皮质醇转化为无活性的形式。于是，能接触宝宝的是一些毒性较小的物质。在孕晚期时，孕妇也会产生更多的舒缓催产素和催乳素。正如我们在漫长而艰难的一天结束时带上睡帽一样，这种激素调配的鸡尾酒能够帮助我们放松，并与宝宝建立亲密关系。

对于那些在怀孕后期因中度压力遭受轻度短期伤害的妈妈来说，这是个好消息。但是，这些机理还带来了更大的惊喜。我们可能会认为这是身体在压力中不知不觉地保护宝宝，但反过来想想它也是一样有效的：宝宝也在保护我们。毕竟，他的胎盘在减弱我们对皮质醇的敏感度，使我们更加抗压。这就像阴阳之术：母亲舒缓宝宝，宝宝也舒缓着母亲。

> 如果被巧克力所覆盖，压力就不会那么大。
>
> ——佚名

爱吃巧克力的人生出的宝宝会更甜美吗？

我承认：当感到有压力时，我会求助于食物。一种可靠的安慰性食物是巧克力。爱吃巧克力让我陷入怀孕的麻烦之中。想想所有的糖和脂肪吧！更不用说咖啡因了！

不久前，超级名模海蒂·克拉姆（Heidi Klum）在著名主持人艾伦·德杰尼尔斯（Ellen DeGeneres）的脱口秀节目中，展示了一张令人惊叹的照片。照片中，怀着第 4 个孩子的克拉姆，正处于孕晚期，她把自己沐浴在巧克力之中。怀孕的克拉姆看起来像覆盖着草莓的巧克力蛋糕，人们看到这一景象时，呼吸都快停顿了。你可以想象得到，我看到这张照片时的愉快心情。

"我们正在进行日常的拍摄，"克拉姆解释说，"我正说到自己喜欢全身覆盖巧克力的感觉，就有人跑去商店，买了大概有七八管巧克力酱。然后他们就不停地把巧克力酱往我身上喷,还拍了照片。"她看起来幸福无比的样子。"这很好吃！"

"没错！我敢打赌这很好吃！"艾伦愉快地说道。她睁大着眼睛。

"这简直是完美的，特别是当你怀孕的时候！"超级名模咧嘴笑起来。她用完美的涂着口红的嘴模仿着当时她胡乱涂抹着巧克力的嘴。

女性观众们欢呼着鼓掌。

准妈妈隐含的象征意义是：裸露的皮肤丰满而散发着光泽，沉浸在原始的软泥中，就像泥土一样浓郁、黝黑和肥沃。巧克力是孕妇最喜欢的食物之一，是一种人类崇拜的食物。所有的本性都暴露在这里：性、欲望、生育力、繁荣和放纵。即使巧克力这个词也是有象征意义的，它与阿兹特克人主管爱情、生育和怀孕的女神苏凯琪特莎（Xochiquetzal）有关。

但巧克力真的对婴儿有益吗？芬兰是爱好糖果的国度。几年前，

在那里的一位心理学教授卡特莉·莱科宁（Katri Raikkonen）开展
了一项十分有趣的关于巧克力对胎儿影响的研究。莱科宁决定看看
孕妇食用巧克力是否会对未来宝宝性格产生影响。莱科宁和另两位
同事（一位儿科医生和一位医学博士）招募了 30 多名二十岁左右
和三十岁左右的女性，她们刚生了宝宝，还在病房里进行产后恢复。
研究人员从以前的研究中了解到，最有压力的孕妇往往吃的巧克力
也最多，这可以帮助孕妇舒缓情绪，振作起来。他们也知道那些疲
惫不堪的女性所生的宝宝，往往也是脾气最坏、最容易烦躁的宝宝。
他们想知道新生儿中，喜欢吃巧克力的母亲所生的孩子是否有可能
有更好的性格呢？

　　为了找到答案，研究人员要求新妈妈说出她们在过去的九个月
里吃巧克力的量和频率。频率的范围从不吃到每周吃一次，再到每
天吃一次。他们还以从零到最大的尺度来标记她们的心理压力水平。
受试者努力地回答了问题，并把宝宝带回了家。

　　大约六个月之后，当她们可能已经忘记曾经参加过食用巧克力
的相关研究时，妈妈们使用电子邮件接受了调查。她们通过回答研
究人员的一些问题，来评估自己宝宝的气质和性格：宝宝多长时间
会开怀大笑一次？是否容易得到安慰？对新奇的事物是否有很好的
反应？是否积极？是否容易受挫？

　　调查结果显示，母亲食用巧克力与婴儿的气质和活力相关，这
令人震惊。每天放纵自己吃巧克力的人所生的宝宝，确实比起每周
很少或从不吃巧克力的人所生的宝宝更外向、更胆大、更少感到挫
折，也更容易被安抚。巧克力爱好者的宝宝爱笑，也更经常笑，他

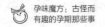
孕味魔方：古怪而
有趣的孕期那些事

们更甜美。多数人每周都吃巧克力，她们的宝宝比那些完全避免吃巧克力的女性所生的宝宝更活跃，反应更敏锐。可以肯定地说，研究表明了一个明显的趋势：女性在怀孕期间食用的巧克力越多，宝宝的气质就越甜美。

莱科宁和她的同事们进一步研究了压力反应。正如预计的那样，他们发现，一般来说，女性在怀孕时受到的压力越大，她的宝宝就越容易受到惊吓。但令人惊讶的是，巧克力似乎能够调节惊吓和痛苦的程度。研究人员把注意力集中在最没有安全感、最胆小的婴儿身上，发现他们的妈妈更有可能很少吃或从不吃巧克力。当一位妈妈报告怀孕期间每周或每天吃巧克力时，压力对她所生宝宝的负面影响就不像那些远离巧克力的妈妈所生的宝宝那样大。就好像巧克力中有某种东西可以抵御（甚至逆转）过度产前压力的负面影响。

那么，神秘的巧克力酱中到底有什么呢？研究人员自己也对这项研究添加了说明："相关并不是因果关系，我们不能确定巧克力能够百分之百有效。"研究人员忽略了黑巧克力和牛奶巧克力之间的差异，他们的调查结果依靠的是被调查者的自我报告。巧克力爱好者的宝宝真的会更甜美，还是这些吃巧克力的妈妈更乐观地认为宝宝的气质也比较甜美呢？这是一个很好的问题，尽管还没有研究发现吃巧克力与任何包括乐观在内的性格特征相关（虽然专家们研究过"巧克力师"的性格）。另外，孩子出生后，母乳中的巧克力化学物质造就了"甜美宝宝"，也是有可能的。

最诱人的理论是非常真实、很有可能的。也就是说，巧克力中

176

的一个或多个生化活性物质可能会影响婴儿的行为特点和气质，使宝宝在子宫里的时候就开始变得更甜美。

巧克力中的糖和奶油会让我们兴奋和舒缓。这观点基于类似鸦片的奖励体系，孕妇可能对此会更为敏感。巧克力可能使下丘脑释放内啡肽，增强能改善情绪的神经递质多巴胺的活性。巧克力中含有的色氨酸，虽然含量不高，却可以使我们感到满足和昏昏欲睡。

更有趣的是，芬兰研究人员推测，巧克力爱好者的婴儿是由于接触了子宫内的苯乙胺，才受到了较小的压力。这个精神活性兴奋剂激发了"巧克力爱情理论"，因为它触发了多巴胺的释放。虽然实际上只有很少量的苯乙胺能在被代谢掉之前到达大脑，但它可能会穿过胎盘而影响胎儿的大脑。而胎儿的大脑更加敏感。成年人需要吃 25 磅以上的巧克力才能体验到类似大麻的效果，胎儿明显只需要更少的量就可以达到这样的效果。

巧克力还含有一种叫做大麻素的温和致幻剂。大麻素通过激活在大麻中发现的相同细胞受体增强人体的幸福感和舒适感。（大麻素字面意思是"内在的幸福"。）其他可能的物质还包括大麻素的大麻醇堂兄弟（N- 油酰乙醇胺和 N- 亚油酰乙醇胺）。这些化合物也存在于一般的巧克力棒中。众所周知，它们通过推迟大脑中大麻素的自然分解，来增强和延长快感。

我们很容易相信，胎儿的大脑容易受到大麻素的影响。感觉良好的胎儿，至少对毒性脑损伤和压力产生的焦虑有一定缓冲能力，出生后也更可能是一个快乐的婴儿。这些人说不准将来也会是更快

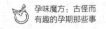
乐的成年人，因为早年的生活奠定了人生的基础。

事实上，那么多巧克力中的化学物质能够穿过胎盘的屏障接触到胎儿，这是个很有趣的现象。可可碱是一种在黑巧克力中发现的类似咖啡因的兴奋剂，也是一种对妊娠有益的化学物质。耶鲁大学的研究人员调查了超过 2 000 名准妈妈，了解她们在怀孕期间食用巧克力的情况，并测量了她们在分娩时脐带血中可可碱的含量。巧克力爱好者的含量最高。

在孕晚期每周吃 5 份或更多巧克力（特别是黑巧克力）的妇女，患先兆子痫的可能性降低将近 70%。另一项研究发现每天吃巧克力的孕妇，孕早期的流产率显著下降（虽然下降的幅度不是很大）。研究人员相信可可碱可以通过阻断氧化来刺激胎盘血液循环。

"借口，借口！"我那些苗条的朋友会这样责备我以这样的理由放纵自己吃巧克力。我不得不补充一点，我们确实也需要掌握好度。妈妈们应该控制巧克力的摄入量，原因有两个：咖啡因和糖。如果我在怀孕时将咖啡因的摄入量限制在每天 200 毫克的推荐量上，假设黑巧克力是我唯一的咖啡因来源，那么我可以每天吃大约 10 盎司（约 20 毫克咖啡因 / 盎司）。牛奶巧克力（约 6 毫克咖啡因 / 盎司）有很多脂肪和糖，所以我也会特别注意这一点，并象征性地以此作为自己避免妊娠糖尿病的努力。每天吃黑巧克力棒似乎是适度的，并且足够诱人。

我必须承认，吃完巧克力棒后，我的宝宝看起来确实更活跃了。她轻拍并踢着我的肚子。当我演奏莫扎特和汤姆·威兹（Tom

Waits）的作品时，她高兴得直跳舞。我的心都融化了。"我有最甜
美的孩子。"巧克力爱好者海蒂·克拉姆这样吹嘘道。那么，我就
有最甜美的胎儿。

　　或者，这也许只是吃巧克力时的谈话吧。

> 　　成人大脑每天消耗的葡萄糖量，可以在玛氏（M&Ms）公司
> 的数据中找到。
>
> ——哈珀指数

活跃的胎儿会变成活跃的孩子吗？

　　我吃巧克力时，宝宝会踢动；我看恐怖片时，宝宝会踢动；我
很害怕时，她会踢动；我开心时，她也会踢动。对于我的每一个行
为，宝宝都会有所反应，而她的反应就是踢动。当我在 YouTube 上
看一个剖腹产视频时，她焦急地踢着我的宫颈，好像她知道这预示
着自己将要远离伊甸园。上周，我朋友的男朋友背叛了她，我对此
感到很生气。胎儿也开始击打我，在子宫颈和肋骨处戳我。"真的
很可爱！"当我告诉朋友时，她说我的小家伙在为她表示愤怒。"我
的吉娃娃狗也是这样。"

　　糟糕。高度敏感的胎儿是否也跟吉娃娃狗一样，过度活跃、敏
感、易怒和焦虑呢？

　　由约翰霍普金斯大学珍妮特·迪皮特罗（Janet DiPietro）领导
的一个研究小组探索了胎儿性格的预测指标。迪皮特罗是一位发展

心理学家，她让怀孕 32 周的志愿者观看了半小时关于怀孕和分娩的纪录片，就像我在 Youtube 上看到的影像一样。这些纪录片非常有用，但是也比较血腥。研究人员测量了受试者及其胎儿的心率，并用仪器检测胎儿在子宫中的每一个动作。

看到同龄人进入产程进行分娩的场景，受试者在不知不觉中加重了呼吸，并轻微出汗。有的时候，她们的胎儿也会变得更加活跃，心率加快。但更多的胎儿表现得很安静，心率像母亲一样逐步减缓。令人惊讶的是，很多胎儿根本没有反应。

当被问及她们观看视频的感觉时，大多数孕妇开心地说："感人！令人振奋！令人愉快！"她们在跟谁开玩笑？！宝宝的妈妈如果是像我这样从未生过孩子的女性，宝宝的心跳就会加快，胎动也会增加。相对而言，那些有经验妈妈的宝宝胎动则比较少。众所周知，感到压力的女性所生的宝宝往往容易焦虑，尤其是当她们怀着的是一个男孩时。

研究人员很想知道最活跃的胎儿是否会变成最活跃的新生儿。分娩 6 周后，新妈妈如约把新生儿带回到约翰霍普金斯医院进行了一系列无害的测试。研究人员把婴儿放在膝盖上，或是举起来，或是放在背上，逗他们笑。之后，研究人员会脱下婴儿的衣服，给他们称重，然后又把衣服穿上。在这一过程中，研究人员会像"直升机家长"那样，时刻关注着孩子的一举一动，记录下婴儿的每一个鬼脸、傻笑、尖叫和微笑。

研究人员发现了什么吗？你可能会认为，当母亲在怀孕期间受到刺激时，那些越容易出现焦虑、胎心加快的胎儿，在出生后也就越容易兴奋、烦躁。这些婴儿更容易大声啼哭，大惊小怪。然而，另一种情况的结果其实也是如此：当母亲受到刺激时，那些全身不动并且心率慢于平均水平的胎儿，在出生后也更容易发怒。宝宝在子宫里的反应越激烈，出生后就越敏感。根据迪皮特罗的说法，"胎儿的活动性可能是反映性格的最好指标"。换句话说，胎儿的活动性反映了宝宝是否活泼、害羞、挑剔、开朗，以及是否适应力强。

多数胎儿在子宫中的行为取决于母亲对环境的反应，这决定了胎儿行为并不是一个衡量宝宝气质的完美指标。那么如果在不打扰母亲的情况下，刺激胎儿会发生什么呢？约翰斯·霍普金斯小组在一项小型实验中对怀孕 32~36 周的女性进行了研究。他们用一种类似振动器的装置按压妇女的腹部。对振动有反应、胎动较多或心率较高的胎儿，在通常情况下，长到 6 个月大时也是最烦人、最活跃、最有活力的婴儿。这些婴儿没有规律的睡眠或饮食习惯，并抵触陌生人。（我知道这种振动棒，我孕晚期参加过一组压力测试，其中也包括用振动棒刺激宝宝。我的小宝宝只有在听到她爸爸的声音时，才会稍稍移动一下。）

即使在同一个子宫里，一个婴儿的行为也可能会不同于另一个婴儿，这是个人气质的早期体现。以色列的一项研究发现，孕早期的双胞胎中，较活跃的那个胎儿在出生 3 个月后会比另一个宝宝更难以捉摸、不容易对付。然而另一项长期的研究发现，更活跃的宝宝在两岁时更容易对新奇的事物感兴趣，更容易与玩具和陌生人互动。

　　所以下一个问题是：如果胎儿第一次经历振动棒刺激时会兴奋
（或因恐惧而不动），那么第二次、第三次，或者第五次被刺激的时候，
他还会感到刺激吗？答案很有趣，因为事实证明胎儿习惯刺激的速
度可能与他的性格发展有关。在北卡罗纳大学夏洛特分校进行的
一项研究发现，在出生后 6 个月时智力发育水平较高的婴儿，是那
些胎儿时期能够很快适应新事物的宝宝。能够记住刺激，并知道这
不是真的危险，被认为是一种早期的信息处理形式。

　　就像所有憧憬未来的准妈妈那样，我也在推测未来。我想知道
艾灸是否适用于我的宝宝，我每天晚上都在小脚趾的趾尖附近熏艾
草。艾灸的目的是刺激胎儿从臀位转向头位，为出生做好准备。我
第一次做艾灸时，宝宝踢了踢我的肚子。但是之后我再熏时，即便
把我自己熏得直呛，她都不会退缩。这是有智慧还是固执的标志呢？
或许我让她屈服了？

　　在产前预测的世界里，胎儿的静息心率也可以预测发育结果。
（孕晚期的正常心率范围是每分钟 112~165 次。）较低的静息心率预
示着宝宝在婴儿期会较少哭闹。通过对胎心每次长达近一个小时的
监测，约翰·霍普金斯小组发现了另一个预测模式。28 周时胎心
较慢且变化较多的宝宝，比那些胎心更快更稳定的宝宝，在两岁参
加精神和语言发育测试时，所得的分数更高。

　　你应该希望胎儿的心跳在正常范围内相对较慢，而且变化较大。
一些研究发现，在没有明显刺激的情况下，胎心加速和减速的次数
越多，宝宝在 2~3 岁时的智力、运动和语言能力发展得就越好。心
率是神经系统发育成熟的标志，它通过提高皮质突来察觉环境中的

细微差别。宝宝的心率在出生前后基本上保持不变，并可能保持到童年时期（有趣的是，压力与胎心的变化有关。请参阅"压力可能实际上对胎儿有益吗？"）。

　　读了这些研究，我有一种找台便携式多普勒仪测测宝宝心率的冲动，但很快我又抑制住了自己的冲动。难道我想成为那种傻乎乎的过于热情的父母，试图通过各种工具在孩子出生之前就预测他们的气质和智力吗？当然不是。我知道一切试探和对结果的担忧都不会给宝宝带来最甜美的性格。

> 　　在极不确定的情况下，人们倾向于认为他们想要发生的事，实际上真的会发生。

> ——罗伯塔·沃尔斯泰特

孩子的出生季节能预测什么？

　　我们的宝宝将在 7 月出生。我并不愿意在炎热的夏季生孩子，但事与愿违。在试图怀孕的过程中，我一直希望能够在秋天生孩子，而丈夫却希望在春天。我出生在 11 月底，这使我自然而然对秋天有种偏好。我丈夫出生在 5 月，那时新芽萌发，天空蔚蓝。我喜欢忧郁的味道，而彼得喜欢幸福的结局。我放松自己的方法是去国外旅行。没有行程，不了解当地的语言，只是漫无目的地行走，甚至还可能会迷路。

　　在 5 月和 11 月这两个完全相对的月份出生，会影响我们的个性和行为吗？这对即将在夏天出生的宝宝又意味着什么呢？

这不是一个与占星术有关的问题。

但它确实涉及照耀我们生长的那个星球：太阳。即使是在黑暗的子宫里，胎儿的大脑也可能会受到季节波动（日照时间长短的变化）的影响。数十年来，科学家们一直被这一想法所吸引。

令人惊讶的是，它可能与有些东西相关。研究发现，秋季和冬季（北半球的 10 月至 3 月）出生的宝宝比春季和夏季出生的宝宝更追求感官刺激。如果孩子出生在这几个月，她的感官追求分值（Sensation Seeking Scale）就很可能比较高。他在 26~30 岁时寻求感官刺激的愿望也最强烈。是的，像欧内斯特·沙克尔顿（Ernest Shackletons，出生在 2 月）、尤里·加加林（Yuri Gagarin，出生在 3 月）和亚历山德拉·大卫 - 妮尔（Alexandra David-Neels，出生在 10 月）这样的人更容易对普通的电影感到厌倦，他们不会喜欢那些容易预测情节发展的电影或小说。他们不介意在没有做好准备的情况下去一个新的地方，他们渴望探索和实验。在约会时，他们更欣赏"感官刺激"和"泥土般"的体味。在美学上，与古典艺术的清晰、和谐相比，他们往往更喜欢现代艺术颜色上的冲突和参差不齐的混乱。他们渴望冲击力。

至少在年轻的时候，他们是这样的。一些研究表明，与 30 多岁时相比，出生在秋季和冬季的 40 多岁的女性会改变这种摇摆不定的心理，对感官刺激的追求也变得比同龄人少。与在其他月份出生的人相比，出生在 10 月至 3 月的人在青少年时期寻求新奇的兴趣会大幅增加，但在中年时期这种兴趣又会突然下降。

　　情绪与感情的强烈程度和寻求刺激的愿望有很大关系。情绪也会受到多巴胺的调节。这种神经递质对于外向还是内向、高尚还是圆滑、工作狂还是顾家都发挥着一定的作用。多巴胺集中在"情绪化的大脑"或边缘系统，使我们追求快乐和奖励（如食物、饮料、性、赞美等）。从字面上来看，这是推动和震撼我们的东西。当多巴胺耗尽时，我们几乎不能移动，就像得了帕金森症的病人一样。

　　通过测试婴儿和年轻人的血液，科学家发现那些在 11~12 月出生的人（包括我）多巴胺的代谢水平最高，而 5~6 月出生的人（包括我丈夫）多巴胺的代谢水平最低（这些月份在南半球相反）。这表明在秋季和冬季出生的人群中，兴奋的增加可能与多巴胺活性急剧增加有关。就像他们对新事物的兴趣在成年后急剧下降一样，他们的多巴胺水平可能也是如此。也许这有助于解释为什么在冬季出生的人往往更容易得两极型忧郁症和精神分裂症，并且在一致性测试中得分较低。

　　到底发生了什么？产前病毒感染、接触农药和营养问题可能与出生季节效应有关。但是在解释秋季和冬季出生的青少年和年轻成人比在其他时间出生的人有更多的多巴胺活性的这一点上，主要的观点都会涉及"生物钟"。生物钟能起多大作用，取决于母亲在怀孕时或宝宝在出生后不久能照射多少阳光。没有人知道胎儿的生物钟究竟是如何运行和设置的，哪些基因被沉默，哪些基因被激活。但运行的机制可能涉及褪黑素，这种激素可以通过胎盘潜入并影响胎儿大脑。褪黑素水平取决于日光照射的情况。在夜晚和一年中最黑暗的几个月里，褪黑素的水平最高。你的褪黑素水平告诉你的胎儿一天的时间和这一年的季节，你的胎儿通过这些信息来设定他自己的节奏。

在褪黑素水平最高的黑暗月份里，多巴胺水平最低。在阳光灿烂的月份里，白天更长，多巴胺水平上升。对于秋季和冬季出生的宝宝来说，生物钟设置开始于怀孕期间白天不断变长的那段时期。在这一时期，孕妇接触到更多的光线并产生更少的褪黑素。这一信号会使胎儿的多巴胺活性增加吗？这是未知的，不过一旦生物钟被设定，它就会在宝宝出生后的很长一段时间里保持运行状态。

有些研究人员认为生物钟可以解释为什么那些在秋冬季出生的人（在北半球）更可能起得比较早，更可能在黎明时目光明亮，在黄昏时精神抖擞。如果宝宝是在黄昏时出生的，那么他的昼夜节律就可能会是"相位提前"，意思是从早上 7 点醒来变为早上 5 点醒来。一个流行的理论认为，为了接触更多光照以适应冬天微弱的光线条件，秋季和冬季出生的人，比春季和夏季出生的人更容易把生命节律调整为长时间接受日照的形式。4 至 9 月出生的男性更可能患季节性情感障碍（seasonal affective disorder，SAD），精神不振的问题也一般发生在深秋和冬季。

在温暖月份出生的人，如果心情没有受到季节影响，那么他们就要比其他月份出生的人更幸运。一项对 22 000 多名成年人的调查表明，大多数 30 岁以上的成年人都认为自己出生在春天是最幸运的。与在黑暗月份出生的人相比，这些春季出生的人（特别是 5月份出生的人）更乐观、外向，也就是更阳光。他们更可能期待好事发生在自己身上。

有趣的是，在 11 月出生的人中，认为自己幸运的人数最少。该研究的作者认为这也可能与多巴胺有关。也许春天出生的人可以在他们接近中年时，避免像秋季和冬季出生的人那样，多巴胺活性急剧下降。

人类学家丹·艾森伯格（Dan Eisenberg）认为，出生季节对人格特征的影响可能有进化方面的原因。将近 1.2 万年前，地球经历了数十年至数百年更冷、更黑暗的时期，这相当于一个半永久性的秋季或冬季。即使是在春季和夏季出生的人，也会被推入日光减弱的世界。在这个可利用食物较少、战争频发和预期寿命较低（大多数人可能没能活过 30 岁）的时期，那些寻求刺激的行为可能更有利于生存。在这样的情况下，年轻人更容易躁动，更愿意尝试能带来刺激的旅行，并依靠自己的力量探索未知世界。

针对出生季节和行为之间的联系的相关研究结果是惊人的。然而精神病学家贾扬蒂·楚台（Jayanti Chotai）在进行了多次研究之后，警告我们出生季节造成的差异非常小，我们无法据此对每个宝宝将来的发展进行预测。这些模式只在统计上有意义。生活中的其他因素显然对性格影响更多。

至于我那 7 月份即将出生的宝贝，我并不担心她的生活会枯燥无味。与她一样在夏天出生的人有很多是充满活力的榜样，包括尼尔·阿姆斯特朗（Neil Armstrong）和理查德·布兰森（Bichard Branson）。

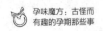
宝宝的星座

年轻的感官追求者可能是射手座的人，这只是一个巧合吗？射手座(11~12 月出生)的人是出了名的旅行探险家。同时，金牛座(4~5 月)的性格特点是稳定。这些性格特征大致与之前说的那些研究结果相对应：秋季出生的宝宝更喜欢冒险，春季出生的宝宝一生中的多巴胺水平都比较稳定。

占星家在某些方面可能是对的，但他们所做的解释是错误的。这些占星家所做的预测，很难在较深的层次上找到证据。一项备受好评的研究涉及 2 100 名"时间双胞胎"，即 1958 年 3 月的某一天在伦敦 5 分钟内相继出生的人。在测试了双鱼座的人的上百个行为变量（包括智力、社交能力和身体素质）之后，研究人员得出结论，与任何伦敦人的随机群体相比，他们并没有更多的共同之处。其他涉及占星术的研究试图将出生时段与个人对应起来，或要求受试者从三个出生时段中选出自己所在的那一个。所有这些测试都失败了。出生时段是用马戏团经理人巴纳姆似的语言写成的，使用的是模糊的"一刀切"的表述方式（不适合的表述会被忽略）。正如这位伟大的奸诈小人自己说的那样："一个好的马戏团应该有一点点适用于每个人的东西。"占星术就是如此。

> 我们一生都在不断塑造自己的个性。
>
> ——阿尔伯特·加缪

我们可以从胎儿的手指预测什么？

有一种科学认可了的算命形式。这不是手相或占星术，但与它们很接近。它被称为手指比例研究。我对它很着迷，于是决定通过它分析我的宝宝的手指。所以，在孕晚期的一次超声检查时，我要求超声医生特别检查了宝宝的手指。我的宝宝的手，就像在一个幽灵般的、无特色的景观中突出的地标。

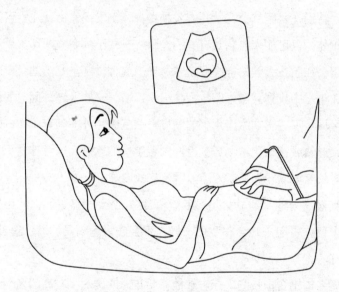

"她的手？"医生问。

"手指，"我说，"请吧。"她用力地耸了耸肩，放大了一个微小的完美的手。手指像鱼缸里海葵的触手一样轻微摆动。

我严肃地凝视着手指。无名指和食指看起来都很均匀。

彼得坐在我旁边，发出一阵笑声。他知道我在看什么：我们宝

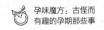
宝的手指比例。我一直在研究孕早期的孕激素（特别是睾酮和雌激素）水平是如何影响食指和无名指的相对长度和指纹模式的。

对于前者，我的灵感来自进化心理学家和利物浦大学名誉教授约翰·曼宁（John Manning）。曼宁是手指比例预测之父。早在20世纪90年代，他经过研究发现，促使手指增长的很多基因和激素同样也控制着睾丸和卵巢的发育。这一非常奇怪的观察结果得到了大众的普遍接受，并震惊了科学界。他认为，早在怀孕8周后，性激素，特别是睾酮就会在胎儿的大脑和身体上发挥作用。激素可能来自母体，也可能来自胎儿自身的性腺——微小的睾丸或卵巢。这些激素会在胎儿大脑的神经环路中循环。这种循环是真实的：睾酮可以在羊水中找到。激素影响大脑组织，增强一些区域，同时弱化其他区域。那些影响激素水平的同样一些基因和外部因素（如母亲压力、过敏或接触化学物质）也控制着手指的比例。这意味着手指的相对长度可以看作是激素高潮后留下的痕迹。

我很高兴地看到，女儿无名指和食指的比例大致相等。"可怜的小家伙，看起来她会跟我们一样，不会成为运动员。"我无奈地耸了耸肩。

无名指比食指长的人标志着他在胎儿时期接触了较高的睾酮水平。这些人往往有一个典型的男性脑组织模式。这与运动能力、自信心、良好的空间视觉能力、较强的数字能力、较低的语言能力以及音乐天赋相关。无名指长的人可能会有更强壮的心脏和肌肉组织。在后续的研究中，这些人在足球、耐力跑、滑雪、跳舞等方面表现得更好。这些备受青睐的运动员也不断激励自己变得更强壮，更有

竞争力。拥有长无名指的男性更有可能具有强烈的性欲，精子数量
高于平均水平，面部特征也更强悍（如突出的眼眶和崎岖的下巴）。
无名指更长的女性更可能是女同性恋者或双性恋者。在受到激惹时，
她们更有可能发起猛烈的反击。

有趣的是，手相术士一直以来都认为无名指是与心脏相关联的。
古罗马人认为第四根手指蕴含着"爱情之脉"，它将手与心脏相连，
这就是婚礼上将戒指戴在这个手指上的原因。较高的睾酮水平也会
伴随着较高的性欲行为。意大利冒险家卡萨诺瓦（Casanova）就是
因自夸无名指又粗又长而为人们所熟知的。

一般来说，男性的无名指比食指长大约 4%，而女性的食指和
无名指的长度大致相等，或者食指略长。有孪生兄弟的女性，由于
在子宫内受到她兄弟激素的影响，无名指更可能略长于食指，更可
能伴随男性化的特征和行为。虽然男性化的女同性恋者往往有较长
的无名指，但手指比例较难预测男性同性恋的倾向。

兄弟的数量更能够预测一个男人的性倾向。每次你怀孕时，宝
宝的一部分血液可能会进入你的血液。如果你怀了一个儿子，你的
一种针对男性蛋白的免疫反应就会增加，这将影响你之后怀的男宝
宝。男性每多一个哥哥，他成长为同性恋者的概率就会增加 33%，
这种情况占男性同性恋的 15%~30%。

食指比无名指更长预示着有更强的语言能力。这一类人能够说出
50 种水果的名字，并善于朗诵诗歌。这可能与更高的雌激素水平相关。
食指比无名指长得越多，孕期睾酮水平就越低，并且雌激素水平就可
能越高。对于女性而言，食指比无名指更长也意味着她有更强的生育

力、更细的腰围、丰满的下唇、更窄的鼻子和更细腻的下颌线。当看
到其他人哭泣时，食指较长的人比无名指较长的人，更有可能感到不
安。她们会情绪激动，会对不幸的人感到同情，而且会在道德测试中
得较高的分。她们也更容忍哭闹的婴儿。这是显然的。

但我不禁要问，这是一种现代的手相阅读方式吗？一方面，手
指和各种特征之间的关联是根据科学研究得出的；而另一方面，我
仍需要控制住自己，不要对那些据说能预测我女儿、我自己或者其
他人未来的方法过于热衷。我的宝宝长大会成为有名的商人，或是
一名曲棍球球员？一个音乐家？一个女同性恋者吗？这并不取决于
她手指的长短，而取决于她会用自己的双手做什么样的事。有些答
案最好还是留给命运之神来安排吧。

第 7 章

夏娃的遗产、吸吮乳头的力量和黄金时段：
产房里的科学

预产期已经过去 10 天了，我亲爱的宝宝变成了"胎儿"。

之所以使用这个不恰当的降级称谓，是因为我感到很沮丧。胎儿让我感到腰酸、胃部灼热，出现水肿、盗汗、痔疮、轻度尿失禁，而且还长了妊娠纹。当人们见到我时，都会多看两眼。"你为什么还要在外面闲逛？"一个街上的陌生人对我说。我永远不会忘记她震惊的表情。而一个无家可归的人跟一旁的同伴说："该死的，这女的就要在大街上生她的宝贝儿了！"夜里，我躺在床上，大汗淋漓，心神不宁地想着各种各样的事：角落里的蜘蛛网、感谢卡、空气污染对胎儿的影响……刚 5 点我就爬起来，坐在了沙发上，把手放在自己大大的肚子上，看着太阳从一个熟透了的城市上空渐渐升起。乳头的裂缝中，淡黄色的乳汁（初乳）汇集成了一滴。我感到一阵轻微的宫缩，就是人们所说的布拉克斯顿 - 希克斯收缩（Braxton-Hicks），但现在这只不过是一个小玩笑而已。我夸张地放屁，就好像胎儿正在用她的小手指紧握着我的胃和肠。她朝我吐着舌头。她在嘲笑我。

即便如此，我对胎儿的情感仍然是脆弱的。她用自己的方式，成为我的全部。我变得越来越容易伤感。一个广告就能触动我的神经，只是因为其中的摇篮能在宝宝长大后展开成小床。母亲会给我讲我出生时的故事，告诉我将如何看到自己宝宝的眼睛，感受到她紧紧抓着我的小手，明白什么是无条件的爱。当阅读到一篇猴妈妈的文章时，我感觉仿佛是自己失去了宝宝。如果母猴的宝宝不幸死亡，它很可能会一直把宝宝背在自己背上好几周，不愿放手。我哭了又哭。这只是激素的作用，我理性的一面提醒着自己。孕酮和催产素是引起伤感的激素，我的体内充满了这些激素。这与失眠一同让我变得脆弱。

只有宝宝的出生和之后到来的现实才可能阻止这种伤感。

是什么引发了分娩？这仍然是生命中最伟大的奥秘之一。"婴儿的出生是复杂的、被部分定义了的事件。这一事件由内分泌、神经和免疫系统等各种机制严格调控，"一项研究这样断言和补充道，"不幸的是，这些机制中没有一个能把这一事件完全解释清。"

大多数科学家都会非常认同这一点：分娩过程始于各种因素的共同作用，包括胎儿的下丘脑、母体和胎儿分泌激素的垂体腺，以及胎盘。直到怀孕的最后几天，子宫几乎还是一个宁静的、富有营养的庇护所。由胎盘产生的孕酮使子宫像伊甸园一般安宁。当胎盘发出一种被称为促肾上腺皮质激素（CRH）的应激信号后不久，这种情形就会很快发生改变。这一信号刺激胎儿开始产生类固醇。一旦这些胎儿类固醇进入血液循环中，胎盘就会将它们转化为雌三醇。而雌三醇恰恰能够抑制维持子宫安宁的孕酮。所有的灾难都挣脱了束缚。在此之后，垂体产生催产素，引起子宫剧烈收缩。胎盘同时产生前列腺素，通过软化和扩张宫颈开启了分娩的闸门。

之后，胎儿便走上了出生的道路。这并不是一个温柔的再见。

****

最终，在怀孕将近第 42 周时，我被闪电一般的痛苦包围了。在这整个过程中，宫缩加剧并变得更加频繁，从晚上每小时一次到每半小时一次，再到每十分钟一次或更短。整个夜晚风暴不断涌来。我上网寻求缓解分娩痛苦的建议，展开瑜伽垫尝试"猫 - 牛姿势"，从玻璃门中窥视着潮湿的夜晚。我呻吟着、沉思着、呼吸着。我尽量使房间通风。黎明后的某一时刻，雷电般的宫缩袭来，这使我感到头昏，开始干呕。我叫醒了丈夫。

随后出现了一系列的事：我排空了肠胃，然后在闷热的大街上被绊倒，惊起了一地晨鸽，之后坐上了一辆出租车。我有意地深吸着气，振奋起精神来到医院。我一边脱一边抖了抖长外套，然后在分娩室中央宝座般的躺椅上坐了下来。我感觉自己是一个蜂王。一大群人陆陆续续走了进来，忙碌着各种事情：抽血、收集尿液、问诊、静脉注射和硬膜外注射。

我非常佩服分娩时没有使用镇痛药的女性，其中就包括我的母亲，但我还是选择了减轻疼痛的做法。"我以前从未接受过腰麻。"我向正在进行硬膜外注射的、下巴瘦瘦的年轻护士诉说着。"我也没有，"她一边说，一边把小推车推了过来，"是的，我也会被吓坏的。"事实证明，针头在我的椎骨之间滑动的感觉，比起子宫收缩的痛苦，就像蚊子叮咬一样不值一提。10分钟后，我完全放松了下来。

我呼吸着。除此之外，我根本搞不清楚过去了多少个小时。丈夫在床边打着盹，阳光在房间中慢慢移动，最终消失了。我没有那么紧张了，我比自己想象的更快乐舒适。尽管进行了硬膜外麻醉，但我仍能感受到宫缩。事实证明，麻药只是在我的身体右侧起了作用。没关系。我有感觉，但神经末梢的感觉是迟钝的。下午早些时候，我的羊水仍然完好无损，子宫颈也没有扩张很多。护士想用催产素和合成催产素来诱导分娩，但我拒绝这么做。更多的时间过去了。黄昏时我的宫缩加剧了。彼得从睡梦中醒来，悠闲地微笑着。他享受着美食。他打电话给朋友。他感觉很好。

现在我知道是时候用力了。在过去的几个小时里，我看着太阳从房间里滑过，呼吸着，小口喝着水，现在关键时刻就要开始了。产科医生、护士、医学生和其他那些穿着白大褂的人不知从什么地方，一下子都冒了出来。我要求播放巴赫的大提琴组曲。我的身体从膝盖到鼻子都是裸露的，但我根本没有时间感到羞怯。随着每一次宫缩的到来，我都会从一数到十，一直用着力。我们开始了。一、二、三、四……我听到了大提琴声。我不断地吸气，呼气。

45 分钟的用力和反复的呼气，夹杂着很长一阵杂乱的脚步声。随着这一切，分娩室里的每个人都在听着音乐，等待着我的下一阵宫缩。经过大约 15 阵宫缩后，有一位护士（虽然我不记得是哪一位），看到了宝宝的头发。"我看到了头发！"这种感觉就好像是在船上待了几个月后，突然看到了陆地一样。全体人员欢呼起来。产科医生将强光灯拿到宝宝的头顶上。彼得握紧了他的尼康相机。奇怪的是我却突然感到一阵轻松。"灯光，相机，按下快门，"我急促地说道，"估计我得负责最后一步。"

所以我使劲，再使劲。宝宝的头从我的耻骨弹出的那一刻，我的膝盖在发抖。如果哪一刻我不求回报，那一定就是此时此刻了。宝宝卡在那里，她的身体一半在这个世界，一半在另一个世界。我的眼睛胀痛。"我终于知道他们说的火圈是指什么了。"我戏谑地说。现在宫口已经扩大到了 10 厘米，估计马戏团的狮子也可以从我的宫颈跳过去。前列腺素、孕酮和催产素。哦，天呐！一、二、三、四……

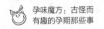

我闭上眼睛，一下子发起呆来。音乐正在加快着节奏。大提琴声急迫向前推进着，和弦不断收紧又放松。我也在不断地吸气，呼气。

使劲！

"再用一次力，就会看到宝宝的脑袋了。"产科医生温和地说。我咯咯地笑着，睁开了眼睛，感到一阵眩晕。

使劲！

我闭上眼睛，把注意力集中起来，仿佛看到了一个炽热耀眼的光环。这可能是头顶光线残留在我视网膜上的影像，但它让我感觉很神圣。光环转动着逐渐变成了黑色的真空，真空充满了我的整个视野，连音乐也被吸引了进去。现在轮到宝宝了。

使劲！使劲！使劲！

我记得分娩时的痛苦吗？是的，但那记忆已开始渐渐远去，变得模糊。当医生把宝宝放在我胸前的时候，她的脐带像尾巴一样拖动着。这时我觉得所有的痛苦都变得无关紧要了。宝宝的体重是7磅9盎司。在彼此对视中，我陷入了她的凝视。我感到一阵狂喜，一下子爱上了她。

当然，我不能再叫她胎儿了。她现在是一个婴儿，有着像我一样的嘴唇，以及像我丈夫一样闪烁着的杏仁色眼睛。

她的名字叫做尤娜·乔伊。

> 宫缩的力量和强度不可能比你强，因为它们就是你。
>
> ——佚名

有痛分娩有意义吗？

因为品尝了知识的禁果，夏娃得到了惩罚，有报复心的上帝不仅将她放逐到天堂之外，还制定了一项规则。"痛苦会伴随着你，"他说，"在分娩的时候。"他的意思是：智力的代价是痛苦的。大猩猩在 30 分钟内完成分娩，而人类的产程平均达到 12 小时之久。

我们可以这样进行比喻，夏娃为智慧而忍受的痛苦刚好能与更为科学的理论相符合。人类的大脑比我们那些古老祖先的大脑更大，更具有智慧，也更难通过女人那窄得惊人的骨盆。你可能会认为骨盆也会变大，但是事实并不是这样。如果骨盆更宽，我们的步态就会更笨拙，就像猩猩那样。这会使我们无法走得很快很远。骨盆需要足够大才能使大脑袋的宝宝顺利出生，同时也需要足够小才能让我们在宝宝哭泣时能抱着他走来走去。在这两者之间，我们没有太多的回旋余地。这就是直立行走的缺点。

婴儿出生时，他们必须引导自己通过一生中最狭窄、最复杂的路径。产道在顶部的左右距离更宽一些；在靠近出口处，前后距离变得更宽。它不仅有点窄，而且还在中途扭曲。这意味着什么呢？痛苦、危险以及尖尖的头。正如人们所说的那样，宝宝就像穿着长筒靴子在走路。这个小柔道家必须充分旋转，使自己的头部位于骨盆底部最宽处，肩部位于顶部最宽处。如果宝宝的头太大，很可能就会因错误的位置被困在骨盆出口，或不能正确地旋转前进。

松弛素等激素能够松弛韧带并帮助加大宝宝离开骨盆时所处的空间，这个空间被称为耻骨联合。这个开门咒语是如此富有戏剧性，以至于它会给我们留下长久的损伤痕迹。甚至在生完孩子几个星期后，我仍感觉骨盆好像被炸药炸开一样。一个女人骨骼上的疤痕就像树的年轮一样，专家可以据此来判断出她生过多少个孩子。

对于为什么分娩会如此痛苦的解释，最流行的理论是"聪明的双支架骨盆"，但这并不是唯一的解释。另一理论认为有痛分娩有进化的意义：它使生孩子更具情感意义，这增加了新生儿有幸生存下来的机会。充满感情的事件将人们联系在一起。母亲的社群（家庭、朋友、其他女性和孩子的父亲）会一起帮助她完成整个分娩过程。这种紧密联系促进了社群内部的信任和稳定。在这种情况下出生的婴儿存活的可能性较高。婴儿幸存下来，物种便得以繁衍。从人体力学的角度上看，人类进化倾向于有痛分娩。

梅斯的理论听起来很牵强，但其中的一部分并不存在争议：女性在分娩过程中几乎总是需要帮助。不需要额外帮助就可以生一个孩子出来的女性是罕见的。（对近 300 个文化的调查显示，无辅助的分娩发生的比例只有不到 10%，而这样的女性几乎都是经产妇。）这种依赖是扭曲的骨盆解剖结构带来的另一种副作用。虽然其他灵长类动物是脸朝上出生的，但大多数人类都是脸朝下进入这个世界的。换句话说，我们生来就背朝自己的母亲。相反，一个正在分娩的大猩猩可以弯腰，看向双腿之间，并与宝宝进行目光接触。她可以帮宝宝从产道里出来，然后宝宝会朝着乳头方向爬到她的身体上。而一个无助的人类母亲如果试图自己动手去做同样的事情，可能会意外地让新生儿的脊梁骨折断或弄碎他的气管。相对来说，人类的宝宝是一个弱颈窄肢的沉重负担。

疼痛与我们令人尴尬的生殖解剖相关，这是很有意义的。美国人中只有一半的人愿意采用所谓的自然分娩，并真正能忍受这样的痛苦。虽然我只在子宫右侧使用了硬膜外麻醉，一些宫缩的痛苦仍然让人难以置信。

人类学家一直在争论人类是否总能在分娩中感受到这种痛苦。我们这些西方人在面对最轻微的头痛时都需要麻木神经。比那些在最痛苦的时候只能咬着一块破布和骨头来缓解痛苦的先辈来说，我们要逊色多了。在亚洲、中东和非洲，硬膜外麻醉并不常见，那里的妇女只能硬忍着疼痛。而在美国，有 70% 的妇女会采用硬膜外麻醉。

痛苦只是一种精神状态吗？如果你期待撕裂的痛苦，那么你一定会感觉到它。恐惧使我们对疼痛更敏感。对你的身体要有信心，坚持自然分娩。孕妇的痛苦阈值会在孕晚期升高（几乎感觉不到寒冷），分娩还会激活大脑中的抑制性神经元。许多人声称，分娩是件痛并快乐着的事，就像跑马拉松一样，疼痛的感觉被自然产生的高含量内啡肽所驱散。即便如此，我们中的一些人疼痛阈值也较低。如果你的头发是红褐色的，那么你可能会有激素受体的变体，并会因此对疼痛的耐受性较差。如果你比一般孕妇的平均年龄大（30 岁以上），你可能就不会有那么强烈的疼痛感。

那么，对于疼痛的质疑是：分娩总是这样痛苦吗？在早期的文化中，分娩可能更容易。人们身材更好并习惯于疼痛和体力劳动，而且也可能不太害怕疼痛。营养学家韦斯顿·普赖斯（Weston Price）基于人类学的证据提出了一个奇怪的理论。他认为从 1.4 万到 9 000 年前农业革命以来，人类的骨盆口就变得更窄更浅了，骨骼也不那么强健了。普赖斯说，当饮食结构从富含蛋白质和脂肪转变为富含碳水化合物的谷物时，营养成分的变化导致了解剖上的变化。这一理论认为，如果过去的狩猎采集世界是伊甸园，那么离开它去播种我们自己的种子，会让分娩变得更加痛苦。

如今，分娩的疼痛能够得到控制。我们求助于一个知识的体系：冥想、助产士、提供支持的亲友、心理助产、呼吸、瑜伽、音乐疗法、温水浴、针灸、按摩以及现代止痛药等，我们的大脑已经构想出了缓解疼痛的方法。我们尽自己的所能这样去做。这是夏娃的责任，需要由每个生育的女性承担。

蹲着分娩的科学

古老的祖母们有解决双支架骨盆这个两难问题的方法。她们几乎可以直立着，用蹲的姿势生孩子。"如果你躺着，"美国印第安人说，"婴儿永远不会出来。"

这足以证明，从解剖学上说，一个蹲着的、双膝张开的姿势是挤出胎儿最简单的方法。假设宝宝低着头，蹲位使大部分压力都放在了他的枕骨以及颅骨后面的颅板上。这减少了肩膀脱臼等受伤的风险，因为头部最大的、最坚固的部分分散了压力。蹲位也使骨盆的直径比在任何其他位置时的直径大 20%~30%。它还增加了腹部的压力，使我们更容易使劲。我们也在利用重力。与通常的卧位方式相比，直立分娩的速度快了 25%，而且能够降低用会阴切开术延长阴道的风险，减少会阴撕裂和失血的可能，减少通过医学手段进行催产的可能，也会产生较轻的疼痛。

正如人类学家所指出的那样，唯一的隐情是西方社会的女性通常会坐着，而不是蹲着。这是一个现代问题。历史上，人类最常做的事就是出去玩、待在家、做饭、聚会、闲聊等。蹲着是很自然的事情。而现在大多数人都会躺着生孩子，这对于产科医生和选择硬膜外麻醉剂或其他止痛药的妇女来说比较好，因为这些止痛药会使膝盖变得脆弱。但对于考虑自然分娩的人来说，蹲姿显然是最好的选择。现代科学再次证明，它使我们更接近自身的本源。

白人妈妈的孕期更长吗？

虽然离预产期还有 3 周时间，但在怀孕后第 37 周后出生的孩子，就可以算是足月了。到第 37 周时，我就希望自己能够生产了。我已经克服了许多的分娩恐惧，但我的身体和宝宝一直在阻止着我进入产程。我很失望。然后是第 38 周、第 39 周、第 40 周。连第 41 周也过去了，宝宝仍然没有出生的迹象。

我和丈夫都是爱拖延的人，所以我们将这样的延期看作是一种亲子关系的体现。我们开玩笑地说，宝宝的拖延症一定也存在于基因中。

瑜伽中心的产妇陪护使我摆脱了对婴儿性格的疯狂理论。"分娩延迟的原因是，你是白人。"她说。我以为她在开玩笑。然而，在跟她交谈的过程中，我意识到她并没有开玩笑。种族影响孕期的

长度，这是生育专家的一个小秘密。白人婴儿是最慢的，亚洲人和
黑人婴儿是最快的。

孕期长和孕期短之间的区别并不大，平均相差一周以内。除了
绝望的孕妇和她的医生之外，任何人对此都不会太介意。种族效应
早已成为人尽皆知的秘密，甚至还成为老妇人津津乐道的故事。不
过，在最近对 122 000 多名怀孕伦敦市民的分析中，这一观点才得
到了真正令人信服的证实。研究人员从累积 10 年的数据中发现，
虽然孕期公认为平均 40 周，也就是距上一次月经期的 280 天，但
这只适用于白人妇女。事实证明，黑人和亚洲人（包括印度人和巴
基斯坦人）女性的孕期较短，平均约为 39 周。他们（其他种族不
包括在内）比白人女性提早生产的可能性也会高出 33%。无论体重、
社会经济状况、吸烟和其他因素如何，这一说法都得到了证实。

种族差异背后的理论是令人着迷的：白人婴儿需要更多一点的
时间来成熟。这意味着黑人或亚洲人的胎儿在孕 34 周时可能比同
龄的白人胎儿更成熟，更有生存优势。在其他所有条件都相同的情
况下，白人早产儿留在新生儿重症监护病房的时间也更有可能比黑
人或亚洲人要长。出生后的黑人婴儿也被发现比白人婴儿更早地发
展出粗浅的运动技能。非白人的婴儿确实可能更占先机。

医生用于判断胎儿成熟的标志物是羊水中的胎粪。胎粪是一种
黑绿色的污泥状物质，这表明宝宝的消化系统正在运行。（胎粪有
着鸦片般的颜色，含有宝宝吞咽的所有东西，通常包括他的细胞、
毛发、胆汁和黏液。毫不夸张地说，从一开始，婴儿就在吃自己。
后来，他们又通过喝母乳去吃自己的母亲。）胎粪虽然很难看，但

没有细菌，也没有味道，我们很快就能在新生儿的尿布中发现它的
存在。对足月的婴儿而言，它通常会改变羊水的颜色。对于黑人和
亚洲人而言，胎粪更可能在预产期时（甚至是预产期前）就出现在
羊水之中。

　　那么为什么黑人和亚洲人胎儿的生长速度要比白人胎儿快一点
呢？这是个有趣的问题。英国研究人员提出了一个理论：骨盆变异。
骨盆因种族而稍有不同。例如，黑人女性的骨盆口平均宽度要比白
人女性的窄。更窄的骨盆能够提供更多的稳定性。如果人类婴儿天
生没有这么大的脑袋，这就不会成为困扰我们的问题了。妊娠时间
越长，婴儿的头就会越大。如果头太大了，就可能阻碍分娩或导致
分娩过度疼痛。为了解决妈妈和胎儿之间的冲突，进化可能使骨盆
口小的母亲所生的胎儿成熟得稍快一些，这样他们就可能在变得太
大之前出生。

　　这对混合种族的夫妇意味着什么呢？一些研究发现，当涉及到
孕期长短的问题时，母亲的种族比父亲的更重要。一个白人妈妈和
黑人爸爸所生的婴儿比妈妈是黑人、爸爸是白人的婴儿更有可能需
要发育到第 40 周才出生。无论是什么样的基因，只要来自于母亲，
就会对胎儿的成熟快慢更有影响力，仿佛胎儿会自然迎合骨盆的大
小。年龄、怀孕经历、并发症、吸烟、压力和社会因素也可能在怀
孕期短和早产中发挥作用。但是种族无疑是使怀孕能够多快结束的
一个影响因素。

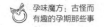

爸爸是否在拖延我们？

保护和喂养婴儿的胎盘并不完全站在母亲这一边。我们几乎不能控制这一器官。胎盘为我们工作，但它也会对我们不利。它可以自我管控，不需要询问就可以得到它想要的东西。它是由男性基因管理的，这会让我们感到惊讶吗？母体基因也存在于胎盘中，但许多（并非全部）都是沉默的（印迹的）基因。爸爸的基因在胎盘中占主导地位。

胎盘由父亲主导的原因是，进化认为让母亲的基因来掌控所有事情并不可靠。让我们想象一下，母亲那早已厌倦和枯竭了的身体通常会希望尽早结束怀孕。运气好的话，它可以说服决定何时开始分娩的那个父亲控制的胎盘。父亲的基因想要尽可能长时间地保持怀孕状态（毕竟，我们下一次怀的可能是另一个男人的孩子）。不幸的是，他可能对胎盘的时钟有一定的控制力。

丹麦的一项主要研究显示，父亲的基因可能会使长孕期（达到42周）的概率增加 30%。有 22 000 名女性参加了此次研究，她们为生第一个孩子经历了漫长的怀孕过程。其他研究表明，如果父亲具有能使胎儿生长更快速的基因（可能是黑人男性），那么他的基因可能会导致较短的孕期。这一切都意味着，即使母亲的非胎盘基因整体上更有影响力，但父亲的基因在延长孕期中发挥着作用。似乎一些爸爸比其他人更会磨时间。

那些可怜的婴儿直到准备好才会出来。

——伊丽莎白女王

我们可以自己触发产程吗？

在我怀孕 42 周的时候，所有看到我笨拙样子的人，都对我公开地表示了同情。大多数人都提供了自己触发产程的办法：吃喝、吟诗、截刺、想象、相信某件事能够加快宝宝的出生。

家庭式触发产程的方法似乎比医学手段更温和。它是一种鼓励，而不是一种驱逐。我不喜欢"技巧"这个词，让人感觉似乎很商业化。茄子干酪和奶油奶酪被餐馆当作触发产程的特色菜来宣传吹捧。我也放弃了草药疗法，这并不是因为我认为这种方法没效果，而是因为这么做需要专家的指导。很快我就把名单减至六大项目：走路、吃辛辣食物、蓖麻油、性、针灸和刺激乳头。

走路是最常被推荐的策略。一项研究显示，我们每三个人中就有两个认为走路会触发分娩。走路的好处包括将宝宝置于骨盆中、刺激肌肉、缓解焦虑。但四处闲逛真的会触发分娩吗？可能不会。走路并没有促使我分娩。在过去 6 周里，我每天都穿着超大的运动鞋和弹力短裤，漫步 1 英里①。理论上说，由运动造成的失水可能会降低血容量，反过来提高引起宫缩的催产素水平。但这听起来并不明智，所以我投弃权票。我们继续讨论。

辛辣食物和蓖麻油在理论上通过刺激消化道起作用。这种想法是通过胃肠痉挛使子宫收缩从而触发产程。通过激发身体产生前列腺素，由开花植物蓖麻制成的蓖麻油也可以起到作用。这种激素能够刺激子宫，就像汽艇能够使安静的湖水变得波涛汹涌一样。虽然

---

① 1 英里 = 1.6 千米。

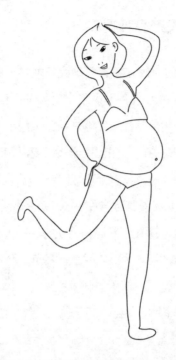

辛辣食物的功效尚未经过科学研究的证实，并且也会因人而异，但
蓖麻油的功效却在一定限度内得到了证实。对于怀孕 40~42 周的
女性来说，那些在一项研究中服用 2 盎司蓖麻油的人在 24 小时内
开始分娩的可能性要大于对照组（进入产程的概率分别为 75% 和
58%）。但蓖麻油也存在不足之处。如果不是子宫在起作用的话，
蓖麻油就会导致腹泻，还会使孕妇在分娩室里待的时间过长。

　　蓖麻油战术不应该与另一个方法——性一起使用。但是它们背后
的原理并没有太大的不同。在这种情况下，性高潮可能引起子宫的收
缩，触发分娩。此外，前列腺素这种存在于精液里的激素，也可能有
助于子宫颈成熟并扩大。虽然这些方法在理论上都是有效的，但没有

科学证据表明它们能触发产程。性诱导只是一项为了爱而做的事。几
项研究都没有发现在整个孕期有性交的女性（大多数女性在怀孕后期
至少发生过一次性高潮）比没有性交的女性在自发分娩方面存在差异。
有趣的是，一组针对 29~36 孕周妇女的研究发现，性行为与早产风
险的降低有关。不管是否值得这样做，怀孕后的高潮似乎都没有让我
更加接近分娩状态。它们只会让我腹部感到微微疼痛。可以明确的一
点是：那些想通过性触发分娩的人不一定会达到目的。

　　另一种方法是针灸，它的效果并没有好很多。有人认为，在特
定神经点将细针深深地刺入皮肤中可以直接（或间接地通过增加催
产素）刺激神经系统，导致子宫收缩。虽然我没有试图用针灸来触
发分娩，但我在试图怀孕时使用过它。好吧，我怀孕了，也有了宝
宝。但是我不知道我是否可以相信针灸是有效的，因为我在同一时
间也尝试了很多其他方法。同样，没有强有力的证据能够表明针灸
会对触发分娩起到真正的作用，或是不起作用。许多研究发现，用
过针灸的女性看起来和没有用过针灸的女性进入产程所需的时间一
样多，所以我们似乎不需要使用针灸来达到目的。但考虑到不同的
人对针灸疗法的耐受性、刺激的穴位和深度存在差异，我们很难明
确这种方法的效果。我们仍需要进一步的探索。

　　这让我想到了另一种方法：刺激乳头。这比起针灸和蓖麻油更
令人愉快，可以通过对乳头的吸吮，或是吸奶器的拖拽来进行。刺
激乳头触发催产素的产生，会使子宫收缩。一些研究发现，刺激乳
头似乎比其他方式更能加强子宫收缩，使宫颈成熟更快。但这需要
通过每天 3 个小时、连续 3 天的搓揉来实现。虽然这个动作可以通

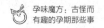

过吸奶器或手来完成，然而让伴侣也参与进来则更令人愉快。顺便提一句，催产素是一种能让人更加开放和有信任感的激素，能促使人坠入爱河。而稳定不断地拖拽乳头能够让我们为母乳喂养作好准备。希望宜早不宜迟吧。

在我用手刺激了乳头两个小时后的第二天，分娩终于开始了。这时，我也到了将近 42 周的孕周了。分娩是刺激乳头的结果，还是因为时机已经成熟了呢？

有一点是很清楚的：自我诱导不太可能对一个身体尚未准备好分娩的孕妇起作用。但我愿意尝试这些方法，这本身就是准备就绪的标志。

> 无论黑夜多么漫长，黎明终将到来。
>
> ——非洲谚语

为什么分娩（经常）发生在夜晚？

黄昏时分，分娩开始了。我感到肌肉抽动，浑身出汗，而在此之前我从来没有觉得自己这么接近自然状态。我认为这与时间，以及我无法停止或超越的痛苦有关。据说，有些女性能够在宫缩时进入冥想或催眠状态，但我无法唤醒那些更高级的大脑功能，就是一分钟也不行。所以我号啕大哭，咆哮着，一整夜发着牢骚。天亮时我躺在床上，趴在我的大肚子上，呼吸困难。我是一个动物。我没有想曲解这个词的意思。

　　这就是关于我们许多人是如何开始分娩的一些情况。在日落之后子宫开始收缩，整个夜晚宫缩加剧。虽然实际开始分娩的时间就像地球的诞生日一样，是无法确定的，但分娩是一种积累的过程，而不是一个独特的时刻。大多数研究都认为有意义的宫缩更多时候开始于午夜和凌晨 4 点之间。这并不意味着所有的女性都会在那时开始分娩，但很多人确实是这样的。我想知道：在我们人性的深处，是否有女性应该在深夜里独自分娩的理由呢？

　　第一条线索涉及昼夜节律——影响我们身体和行为的 24 小时周期。激素对这些节律很敏感，而雌三醇和催产素的激素水平则在夜间达到高峰。雌三醇为分娩的发生奠定了基础。随着雌三醇水平的升高，孕酮水平也开始降低。孕酮是平静子宫的守护者，当它的水平降至基线以下时，混乱就开始了。同时，就像到了单打比赛最后一个回合的时刻，凌晨时子宫中催产素受体的分布会变得更为集中，也更容易接受催产素。催产素使子宫紧张，子宫颈扩张。（合成的催产素也可以用于触发分娩。）为什么雌激素和催产素会在夜间起作用呢？也许我们无法解释。但寻找更深层次的意义会很有意思，这正是进化心理学家已经在做的事情。

　　他们观察到的一个结果是，很多在白天活动的哺乳动物（包括黑猩猩、狗和猫等），也往往在晚上开始分娩。夜间活动的哺乳动物则常在白天开始分娩。为什么我们都会在休息时开始这么痛苦的任务呢？因为那是我们最安全、最冷静和最不容易分心的时候。祖先们可能发现了夜间分娩的好处，因为没有人在晚上搜集食物，部落的其他成员那时候已经回家，并且可以帮助和保护她们。

时代已经改变，但我们仍然需要安全和冷静。产前生态学家米歇尔·奥登特（Michel Odent）认为，一个现代分娩的妇女必须能够将自己与喧闹的世界隔绝，使自己"在另一个星球上"。这包括躲避太阳和任何其他视觉刺激。在夜晚沉默的黑暗中，我们的理性会放松对自我的控制。我们可以挖掘大脑的原始部分，使它释放分娩激素。我们需要夜晚笼罩下的隐私，因为被别人看到会使我们感到焦虑和脆弱。传统社会中的人在分娩时会开始隐居。猴子离群去寻找隐蔽的树林，猫和狐狸寻找掠食者无法看到它们的巢穴。

这使我们回想起催产素。当受到威胁或过度刺激时，催产素的对手肾上腺素就会充满我们的身体。"要么战斗要么逃跑"的肾上腺素和催产素的关系就像油和水。他们不相混合，当其中一个站起来时，另一个就会倒下。我们受到的刺激越多，身体产生的肾上腺素就越多。肾上腺素越多，催产素就越少。催产素越少，子宫收缩的次数就越少，收缩也越温和，这就意味着更长的分娩时间。在分娩过程中，如果你分心、害怕或发怒，你的宫缩就会减弱。顺便提一下，性高潮也是一样的。

这也许可以解释在一个口干舌燥、胃肠收缩的夜晚后，发生在我身上的事情。我深信自己马上就要生孩子了。我和丈夫跑到街上，绝望地试着打一辆出租车去医院。10分钟后，我们找到了一辆车。但在这之前，我惊慌失措，甚至以为宝宝就要在曼哈顿第23街和第8大道的拐角处出生了。

当我坐上一辆出租车时，一件奇怪的事情发生了。宫缩慢下来了。好吧，我仍然不能在宫缩间歇时说话，但它们已经没有我在客厅里时那么激烈或频繁了。回想起来，我相信是一些动物的本能起到了作用，暂停了分娩，直到我感到安全、冷静和不受干扰。正如许多哺乳动物那样，如果我的分娩过程没有被打断，我可能早上就已经生完孩子了。

压力过后，我的宫缩变得很平静。护士们打算给我使用人工催产素，但我摆了摆疲惫的手，拒绝了。几个小时过去了。阳光移过我的房间并逐渐褪色。我把自己裹在一条毯子下面，呼吸着。随着慵懒的下午渐入黄昏，我的宫缩又恢复了……我开始看到了希望。

> 如果怀孕是一本书，人们会删掉最后两章。
>
> ——诺拉·埃弗龙

在出生后的"黄金时段"会发生什么？

在女儿离开产道的那一刻，丈夫拍摄了4张狂乱的照片。第一张是：我的头发，那些我几天没有洗过的长发，结成了无光泽的团块。我穿着一件印有雪花图案的长款外衣，不自然地微笑着。第二张只是乳白色和深红色的一片模糊。第三张是：模糊的图像其实是被放在我胸部的宝宝，她的脐带还连在胎盘上。我的胸部被毛巾和衬垫覆盖。在照片中可以看见我的嘴角和脸颊的一部分，而我似乎在咧嘴笑。第四张是：傻傻的笑容仍旧留在我的脸上，但宝宝不见了。

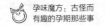
照片一和照片四之间的总时间差为 7 分钟。

宝宝去了哪里呢？首先脐带被切断，然后护士会清洗宝宝，并在产科医生将我的胎盘取出时给宝宝称重。最终，宝宝又回到我的身边，在襁褓中睡着了。然后我们一起坐着轮椅回到产后病房。但是在那里，我们又再次被分开了，我到自己的房间里恢复身体，她到婴儿室进行更彻底的清洁和评估。几小时后我们会重聚。宝宝在这个星球上的第一个小时是与陌生人一起度过的。

如果我只有一个小时的生命，我会回来再重新体验一遍，这就是产后的"黄金一小时"。数十个精心设计的研究已经让我确信，我应该做所有其他哺乳动物做过的事情：让我赤裸的胸部与新生的宝宝接触，尽管这听起来有点赤裸裸甚至血腥，而且我们还需要保持这样的姿势至少一小时。这种姿势有时被称为"袋鼠护理"，它是模拟袋鼠妈妈把她的宝宝放在自己小袋子里的做法。婴儿腹部向下，躯干位于母亲乳房之间，头藏在母亲的脖子下方。皮肤贴着皮肤，心脏贴着心脏。

在对大鼠的研究中，如果新生的幼崽与妈妈分开，它们就会像受到了折磨那样放声痛哭。它们的压力激素水平会激增。过了很长一段时间后，它们会生病，脑部功能受损。做实验的时候，研究人员会感到心在流血，讨厌这样残忍的动物实验。但具有讽刺意味的是，人类的新生儿在医院也常常与母亲分离。

这是理想状态下，生命中第一个小时应该发生的事情。新生儿会看着你的脸，并对脸的轮廓有一种朦胧的感觉。她会在你的胸部闻一闻，朝你的乳头方向挪动身体。这时她的脑回路中会搜寻对你气味的记忆。出生后几分钟内，婴儿有超敏感的嗅觉，他们遇到的所有这些气味，甚至不熟悉的气味，都会印在他们的记忆中。当实验者让刚出生的婴儿接触樱桃和芒果油时，他们在几天后仍记得这些气味，并且更喜欢这些气味。这一能力的窗口期并不长。当实验者让出生 12 小时后的婴儿接触这些相同的气味时，他们就不会记得或偏爱这些气味。

为什么窗口期如此之短呢？新生儿在出生时产生的应激激素皮质醇能够触发并激活他的中枢神经系统，包括大脑中嗅觉区和记忆区。随着皮质醇在出生第一个小时后的迅速下降，婴儿的嗅觉能力也迅速下降。这就是为什么新生儿会对他们闻到的第一个人产生依恋的原因。他们会设法去识别和偏爱母亲和其他护理人员。正如水泥会逐渐干燥那样，只有在特定的时间内才能留下第一印象。

当然印象是双向的。当新生儿在你的乳房周围扎根时，他就会触发激素的产生。其中两种激素包括催产素和让你产生母乳的催乳素。如果你在这个黄金时段选择与新生儿亲密接触，那么你比没有这样做的母亲自然哺乳的可能性高 8 倍。你的母乳供应可能会很快建立起来，良性的供需周期也会开始形成。这可能是在生命第一小时就与母亲有皮肤接触的婴儿在 4 个月后仍可以获得母乳喂养的原因。这些婴儿可能会更好地吸吮母乳，并迅速恢复出生体重（婴儿在刚出生后不久通常会减重）。把第一个小时花在妈妈甚至是爸爸乳房上的宝宝，通常不会像那些与妈妈分离的宝宝一样，哭闹的时间超过一分钟。

但是在黄金时段哭泣可能也有一定的意义。婴儿的第一滴眼泪中所含的化学信号可能会传递给他的母亲。以色列研究人员进行的一项引人注目的新研究发现，眼泪中含有数百种化学物质（包括催乳素），而且其中一些可能会对接触婴儿的人发出"心智控制"信号（信息素）。在这项实验中，研究人员收集了情绪失控妇女的眼泪，男性志愿者在闻了浸满这种眼泪的垫子后，睾酮水平会降低，性侵略行为也会变少。不难想象新生儿的眼泪也可以使母亲、父亲或其他照顾者产生更高水平的"拥抱激素"——催乳素和催产素（进一步对婴儿的研究正在进行中）。一个人体内这些激素的水平越高，建立亲密关系的本能就越强。

是的，从哺乳宝宝的角度来看，妈妈产生催产素也是有帮助的，这反过来使我们有更多的奶水。它的作用令人陶醉。抱着女儿仅仅几分钟，我就会泪流满面。护士让我去睡一会儿，孩子正在接受评估，但我怎么可能这样做呢？进化使我们需要用这个时间与宝宝建立亲密关系。与自己的新生儿度过黄金时段的母亲，即使蒙住眼睛也可以在之后只通过触摸就能认出自己的宝宝（父亲需要 6~7 个小时的接触）。如果我们的祖先再花少一点的时间与宝宝接触，就不会有如今的我们了。冷漠的妈妈可能在为自己疗伤，对宝宝无动于衷，让她的宝宝死于寒冷、饥饿，或成为捕食者的午餐。

你在孩子出生后的这一小时里所散发出来的温暖不仅仅是有情感意义的。催产素会迅速提高你乳房的温度，并使处在其中的宝宝感到温暖。想象一下早期的待在洞穴和树梢上的祖先们，会紧紧地把自己的新生儿抱在怀里，以使他们能够存活。研究发现，那些在出生后第一个小时内与母亲的乳房相接触的婴儿，身体的核心温度比待在保温箱里的婴儿至少高一度。当我写这篇文章时，有一位澳大利亚母亲的早产儿在出生时就宣告了死亡。他被交给母亲进行告别。而当她用赤裸的乳房温暖他时，他复活了。

温暖的、放松的、喝母乳的、与母亲肌肤有接触的婴儿，出生后数小时里会有更多的"肢体运动"。这表现为他们会在膝盖处弯曲双腿，把大腿放在肚子或靠近肚子的部位，然后把双手放在一起，进入梦乡。以这种方式弯曲身体是新生儿安抚中枢神经系统的标志，这是一种瑜伽师所羡慕的姿势，叫做"胎儿姿势"。相比之下，送到婴儿室的孩子往往会把双手交叉着，像做有氧运动那样延长他们的肢体。对"肌肤接触"的倡导使准父母们面临这样一个问题：你是希望宝宝平静安宁地来到这个世界，还是希望他踢动着尖叫呢？与妈妈进行肌肤接触的婴儿会进入更深的梦境。他们受到世界更温暖的欢迎。

有时我会想进一步了解这个已失去了的"黄金时段"。如果在宝宝出生后的第一个小时里没有与我进行足够的亲密接触，她是否就会输在起跑线上了呢？对于接受袋鼠护理的早产儿而言，答案很明确，因为肌肤接触已被证明能够帮助拯救他们的生命。对于足月出生的健康婴儿来说，这是一个悬而未决的问题，因为很少有实验去研究这种做法对宝宝出生后几个月的影响。有一个实验是俄罗斯人进行的。在分娩后一小时内，研究人员指定新妈妈们分成肌肤接触或是襁褓分离的两个组。他们发现，有过肌肤接触的母亲和宝宝之间在一年后有更强烈、更敏感的关系。我们对此如何解释呢？也许早期的亲密关系导致更多的母乳喂养，最终从整体上导致了更久

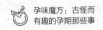
的亲密关系。也许早期的皮肤接触可能会随着时间的推移，激发出
更多类似的好处。

很明显，无论在生命的第一个小时里发生了什么，这种影响都
会随着时间嘀嗒作响而被增加或减少。我由此得到了一些启发。现
在，每当宝宝难以取悦时，我就会解开她的衣服，抱起她，把她放
在我裸露的肚子上。她的皮肤贴着我的肚皮，我会感觉到她的焦虑
逐渐消失。

我们共同度过的第一个黄金时段已经过去了，我无法改变这一
点。幸好，以后会有更多机会的。

为什么婴儿出生时是蓝眼睛？

当我们凝视新生儿的眼睛时，我们常常陷入一片蓝色的海洋。
但蓝色可能是一种错觉，它并不是永久性的。许多宝宝出生时都
是蓝眼睛的，但只有一小部分人保持这种状态。原因是眼睛中的
黑色素是虹膜中的蛋白质色素，其水平在出生时很低，特别是在白
人婴儿中。没有太多黑色素的婴儿眼睛呈蓝色或深灰色。一个有高
含量黑色素的新生儿眼睛是黑色或棕色的。婴儿的眼睛会产生越来
越多的黑色素，在他们的第一个生日到来之时，眼睛的颜色一般会
稳定下来。决定黑色素的数量和种类的基因决定了宝宝眼睛最终的
颜色。

这个星球上所有永久性拥有蓝眼睛的人，其祖先都可以追溯到
距今 1 万到 6 000 年前来自黑海近东部或东北部地区的移民，他们

与农业革命相关。这些人有一种可限制虹膜中黑色素产生的基因突变。在此之前，所有的人类可能都具有棕色的眼睛。高加索人后裔的婴儿一般天生就拥有蓝眼睛，对此有一种进化的观点认为：父亲无法通过孩子出生的眼睛颜色来否定亲子关系，这可能有助于减少被戴了绿帽子的人由于怒火中烧而杀死婴儿的风险。

> 你知道婴儿对干净衬衫的气味恶心吗？
>
> ——杰夫·福克斯沃西

我们对自己的新生儿来说是陌生人吗？

在戴着大手套的人将她抱走采集脚印之前，在我丈夫抱起她之前，在胎盘从我身内取出之前，在他们擦干净我的身体、推走我之前，我只想完成一件事：我渴望知道宝宝是否能够认出我。

我需要一个证据。

她在用那双湿润的蓝眼睛看着我吗？她正在朝我看，但显然认不出我的脸。我们共同生活了大约42周，但这是我们的第一次面对面交流。在出生后的两天内，婴儿也许能认出母亲脸部的大致轮廓和她的头发，并对具有相同特征的陌生人表现出好感。在6~7周时，她应该能够从一排戴着头巾的妇女中认出我的脸。但是在出生后几分钟的现在，她认不出我是正常的。

她直视着我，哭了起来。

"哦，亲爱的，"我抚摸着她小巧红润的脸低声说道，"我爱

你。"她可以认出我的声音吗？根据几项研究显示，她应该是可以
的。在其中一项研究中，研究人员招募了一些孕妇，要求她们朗读
苏斯博士写的《对桑树大街所见所闻的思考》（*To Think I Saw It on
Mulberry Street*）这本书并录音。在她们分娩后的一天内，研究人
员给新生儿播放了那些录音，观察他们能否从陌生人中认出自己妈
妈的声音。躺在摇篮里，戴着耳机的婴儿并没有看起来那么健忘：
他们能认出自己母亲的声音，并通过更努力地吸吮奶嘴表现出来。
听到自己妈妈的声音时，他们会比听到其他声音时更努力地吸吮奶
嘴。（未来某天他们会付出同样的努力不听妈妈的话。）

我看着刚出生的宝宝。"我爱你。"我不断这样说着。她张了张
嘴，微微地哭泣着。即便她能认出我的声音，也不会表现出来。

但是，她会抽吸着小鼻子，在我棉制的长外套上蹭来蹭去。我
能想象她精致的小脸在一瞬间认出了我吗？她的小脸确实亮了起
来，然后也照亮了我。

她应该知道我的味道。

我的乳房闻起来有点像她曾经知道的唯一媒介：羊水。她长期
吞咽并浸泡其中的这种汤汁，成分与我的乳头分泌物、乳汁和汗液
中的那些化学物质相同。

像其他人一样，我有一种特殊的体味。它是由我的饮食和化妆
品的气味混合而成的。我们的腋窝和乳头也会分泌挥发性化学物质，
这可能有助于婴儿识别我们。我们的气味可以使婴儿认定我们，并
使他们有安全感。宝宝对我的气味似乎早已了解，但是她在我乳房
上躺的时间越长，她就越喜欢这种味道。这就是我们不应该在第一

次抱宝宝之前洗手的原因。如果有机会照顾宝宝，她会进一步学习怎么认出我来。这是宝宝与妈妈之间的联系，是无可替代的。几周后另一个正在哺乳的妈妈把我的女儿紧紧抱在她的衬衫上，而我的宝宝看起来似乎有食欲，但好像又有点困惑。婴儿更喜欢自己妈妈的乳汁。

不久之后我也会知道她的味道。所有在产科病房的新妈妈都会上瘾的。我们紧紧依偎着自己的新生儿，他们的脖子、胸膛，甚至屁股。在一个实验中，90% 的妈妈在接触新生儿不到一小时后，就能只通过气味就识别出自己的宝宝。妈妈能更准确地识别出自己的孩子，比起不是亲生的孩子，她们也更喜欢自己孩子的气味。

正是在不断嗅闻的这个过程中，一件重要的事发生了。直到后来我才明白其中的含义。

宝宝停止了哭泣。

她的脸上露出天使般的平静。然后，一双戴着白乳胶手套的手俯冲了下来，带走了她。但在那一刻，我找到了自己的证据。她认识我！我的宝贝从内到外都认识我。

为什么自己的宝宝闻起来更甜美

你自己的宝宝闻起来不像其他人。你自己宝宝的气味也比其他人更好闻。这是来自一项让新妈妈闻脏尿布的实验得出的结论。其中一些脏尿布来自新妈妈自己的宝宝，而另一些来自陌生人的宝宝。虽然研究人员故意对样本进行了错误标记，但新妈妈还是会认为自己宝宝的粪便气味比陌生人宝宝的粪便气味更好闻（好吧，更不恶心）。母亲可能会比较自然地适应自己宝宝的臭味。为了更好地照顾宝宝，我们克服了原有的厌恶感。我们可能也更喜欢自己宝宝的恶臭，因为它们是生物相关性的标志。

日常饮食和人体内外环境中细菌的细微差别也会影响我们汗水和排泄物的气味。这些气味也会因基因的不同而有所不同，特别是一组被称为主要组织相容性复合体（MHC）的免疫系统基因影响最大。从进化的角度来看，找到与我们生物学上相关的人的味道是有好处的。在交配时，女性更喜欢与自己基因大部分不相同的陌生人的体味。但是当涉及婴儿时，我们更喜欢与我们自己相似的体味。

喜欢自己宝宝的气味，不论是否公平，都是亲密关系的一部分。我们对携带自己基因的宝宝给予优待，即使他闻起来很臭。这种父母的偏见是如此强大，以至于我们真的认为自己的孩子不臭（好吧，不那么臭）。

我们真的忘记痛苦了吗？

"明年见！"一位产科病房的护士开玩笑地说。此时我和另外20位新妈妈正披着医院病服一起匆匆逃离了母乳喂养班。我不是医院里唯一一个对此嗤之以鼻的人。我们就像经历了充满血腥、旷日持久的战争后，终于获得胜利的退伍军人。"雅维，还是含有可待因的泰诺？"护士在开课之前将它们分发给我们每个人。我得到了后者。

　　随着时间流逝，疼痛消失了。据说，分娩清除了所有对疼痛的
记忆，包括如钢爪挠抓般剧烈的宫缩、令人恐惧的干呕，以及骨骼
伸展给骨盆带来的惊人压力。正如事实发生的那样，当你抱着新生
儿的那一刻，这一切都会消失。

　　但是我们真的忘记痛苦了吗？这个问题引起了瑞典卡罗林斯卡
研究所助产教授乌拉·瓦尔登斯特伦（Ulla Waldenstrom）的兴趣。
瓦尔登斯特伦和她的团队研究了近 1 400 名在过去两个月内生下了
宝宝的女性，让她们用 1~7 级评估分娩期间的痛苦，并描述自己经
历了的感受。5 年后，研究人员随访了这些女性并要求她们再次评
估当初分娩时的疼痛。

　　一半的妈妈认为她们对生孩子的痛苦记忆比刚分娩时有所减
少。失忆对她们来说是有好处的。这就是"我们希望发生的事情，
有一半最终都会发生"的神奇之处。其他研究也得出了类似的结果。
这些对分娩痛苦失忆的幸运妈妈们在第一次生孩子时通常会有良好
的体验。而对其他女性来说，只有大约三分之一的人对生孩子的评
分与 5 年前相同。约有 15% 的人对这段记忆是更痛苦的，这些人
不太可能怀第二个孩子。

　　瓦尔登斯特伦由此了解到了什么？一个经验是：如果我们整体
上对分娩有积极的体验，那么就更可能忘记痛苦。在怀孕期间和刚
分娩后，我们遭受的痛苦和对痛苦的长期记忆涉及不同的记忆系统。
后者被情绪所渲染。当我们说到分娩时会怎么想呢？我们是否记得
自己曾感到高兴或失望？我们的丈夫是好的啦啦队员吗？当需要他
时，他会握着我们的手吗？当不需要他时，他会给我们空间吗？我

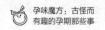

们关注的是抱着新生婴儿的狂喜，还是在产床上排便后无地自容的感觉，抑或在寻求同情时护士眼里表现出的冷漠呢？

在积极的分娩体验中，我们大脑中的奖赏回路被激活并释放内啡肽。这不仅帮助我们减轻或忽略当下的痛苦，而且还帮助我们在将来忘记痛苦。除此之外，每次当想起分娩的经历时，我们很可能会对此产生积极的记忆。这些记忆会持续下去，逐渐加深。不好的记忆同样也会产生并得到滋长。

对此，最新的观点并不像我们认为的那样——记忆是永远不变的花岗岩石板。记忆更像不断被掀起重塑的沙丘。神经科学家约瑟夫·勒杜（Joseph LeDoux）认为，充满情感的记忆就像我们最后一次回忆它时那样好和准确。也就是说，每次当记忆被唤醒时，驻留其中的神经元都会被重建。新的蛋白质是在杏仁核这一脑部的情绪指挥控制中心合成的，在海马体中记忆得到巩固。随着记忆被重建（在唤醒记忆后的2小时"重塑"窗口期内），新的情绪信息可以被合并到旧的记忆中。当你回想起之前的记忆时，记忆的内容可能会受到上一次经验的影响。它可以在讲述和回忆中发生改变。这就是为什么记忆总是不完整的原因。

有一个解释是这样的。对于分娩的记忆可能特别容易被改变。当我们一次又一次地在脑海中重演并与他人交谈过去的情景时，记忆就会发生改变。每次闲聊分娩经历时，我们的记忆可能都会改变一点。其他人的经历和反应可能会扭曲我们的记忆。如果在你忍受疼痛的时候，伴侣抱怨你像个水手在不停地咒骂，那么你的记忆可能会变得灰暗；如果他继续说你是多么勇敢，你给了他生命中最美好的一天，那么你的记忆可能会变得更加明亮。你与宝宝的关系也可能会让记忆变色。这些新的意义和情境为你的记忆构建了色彩。新旧色彩充分混合在一起。对身体疼痛的记忆取决于你的情绪。如果情绪记忆改变了，疼痛记忆也可能改变。

瓦尔登斯特伦研究中的大多数女性都认为分娩没有以前痛苦了（或者至少不会更痛苦）。五年之后的结果是一个好兆头，它表明我们大多数人都有美好的回忆，或者至少快乐超过了痛苦。也许这是真的：对分娩的失忆关系到我们的物种将如何延续下去，因为如果痛苦的记忆是完整的，我们就不会生一个以上的孩子了。

我承认这一点。随着时光的流逝和快乐的增加，痛苦似乎变得微不足道。我就是其中一个幸运者。但是产科病房的护士会在明年看到我吗？绝对不会。我知道自己什么时候能做好准备：当记忆中不再有疼痛的时候。

第 8 章

母性大脑、心情乳汁、宝宝留下的
奇怪细胞半衰期：产后科学

分娩后我无法入睡。时间已经很晚了，早已过了午夜时分。宝宝正在婴儿室里洗澡并接受评估。我住的病房有一点点昏暗。我一动不动地躺在床上，眺望着窗外城市东部河流的景象。夏天到了。有几艘私人小艇驶过，将光线投射在平静的黑色水面上。我感到身体摇摇欲坠，头晕目眩。这一切都好像是在做梦。

这时，我听到房门咯吱作响。门开了，一个体态丰盈的护士推着小车走了进来。她低声问候了我，并轻轻地打开了荧光灯。原来小车是个轮式摇篮，一个熟睡着的宝宝躺在摇篮里。那是我的宝宝，她戴着粉蓝色条纹相间的帽子。现在是凌晨 4 点钟。

"是时候尝试母乳喂养了。"夜班护士唱着歌。她很专业，也很友善。她将熟睡的宝宝放在我怀里，告诉我应该如何摆放她的嘴巴。在一个微妙又尴尬的时刻，她把手伸到我的病服里摆弄着乳头。"你要挤压乳房，使它容易被咬住，"她边解释边在我身上演示着，"如果你把乳头挤压得更像汉堡而不是圆锥形球果，她会更容易含住的。"我认真地点点头。我的尊严已经消失殆尽了。

宝宝睡不醒的问题逐渐显现出来。我和护士轻声讨论着如何用胡萝卜加大棒的方法唤醒新生儿：抚摸她的脸颊，慢慢地脱下她的衣服，给她按摩，摇晃她的腿，用冷水给她洗澡。我们讨论初乳和成熟乳（前者含有更多的热量，后者含有更多的脂肪），也会说到在换到另一侧之前清空乳房的重要性。宝宝抓着乳房，然后松开又抓住它，睡着后又醒了。最后她含着乳头安然入梦。那时候夜班护士已经关掉了灯。

在这个过程中，我的新生儿得到了什么呢？目前还不是乳汁，而是孕酮。这种激素使子宫内膜保持紧密和安全，就像在一座城市周围的军事封锁线一样，抑制了催乳素的产生。但孕酮的统治时代已经结束。不久后，催乳素水平就会升高，并从血液中获得蛋白质、糖和少量脂肪，再将这些营养物质转化为乳汁。

在宝宝辛苦吸吮乳头的工作有所回报之前，乳汁的分泌需要3~5 天的时间。她将最终每天喝大约一夸脱①母乳。而现在，一汤匙的初乳就是晚餐。这是一种浓稠的金色糖浆，就像爆米花上的黄油一样。或许我们可以从医学的角度来解释一下。初乳中含有一组抗体和白细胞，可以帮助新生儿抵抗疾病。其中还含有生长因子，可以刺激肠道蠕动。我曾在印度旅行的时候服用过一种被称为"旅行者"的牛初乳制品，以防止受到那些能导致腹泻的细菌的感染。这种黏性物质中含有浓缩的蛋白质和脂肪。这也是能够冲洗胎粪的通便剂，是一种在新生儿肠道内发现的酵素。

宝宝吸动着嘴唇，轻快地呼吸着，她终于含住了我的乳头。我做到了！我是一个妈妈了！我第一次仔细观察着宝宝，感受着她的手指和脚趾、她纤细的大腿、她的肚子、她的重量。她是一个可爱的生命，完全专注于我的乳头。当她吃奶时，她的眼睛清晰而明亮。她几乎不眨眼。她的大脑袋像鸡蛋一样娇嫩。她的嘴唇非常红润。她松开了乳头又重新含住，用鼻音哼哼着。她红润的嘴巴像海葵那样张开又合拢，呼吸声变得更响，甚至有点疯狂。在我的帮助下，她再次含住了乳头。她在乳头周围闪烁着不易察觉的笑容。我把她

---

① 夸脱 = 0.946 升。

紧靠在怀里，轻轻晃动着。此时，在水面上，我看到了宝宝出生后升起的第一轮红日。

在这一刻，我的脑海里闪现了我们将要一起走过的几十年。不管岁月如何流转，很多时光都正在悄悄溜走。我们在一起的第一个夜晚快要结束了。我开始哭泣。

当然，乳汁的分泌是催产素作用的结果。婴儿的吸吮向下丘脑发出信号，激素的指挥控制中心将信息传达给脑垂体，使之每分钟释放 40~50 次催产素。催产素被称为"拥抱剂"，因为它对神经系统有舒缓作用。这成了我多愁善感的借口。催产素也会在哺乳时使子宫像在分娩时那样收缩。这有助于使子宫更快地缩小至怀孕前的大小，虽然同时也会产生轻微痉挛。催产素也导致乳腺导管收缩，使乳汁从每个乳头的大约 15 个开口中喷出。这叫作"乳流反射"，而我更喜欢它的非正式名称：下奶。

下奶也是一种提升。血流中的催产素就像是神经系统的信使。它降低了我们的血压。血液的流动使我们的胸部变得温暖，打开了我们的心。在怀孕期间，特别是在孩子出生后，我们脑部的催产素受体会增加，从而激发了情感的热点区域杏仁核。体内催产素水平高的人更值得信任，与其他人的联系也更加密切。他们注视别人眼睛的时间更久，与宝宝的关系更亲密，还可能会对触碰动感情。孕早期的催产素水平甚至可以预测我们与出生后的婴儿之间的联系有多紧密。当我们感到非常紧张时，母乳便会枯竭，因为催产素受到了应激激素皮质醇的抑制。催产素水平在性高潮后和哺乳期时也会飙升。米兰·昆德拉（Milan Kundera）在《生命无法承受之轻》（*The*

Unbearable Lightness of Being）中对此做过描述。"当她第一次感觉到儿子不断探索的嘴巴依附在乳房上的时候，一阵甜美的振动在内心深处荡漾，发散到身体的各个部位。爱是相似的，但这种爱超出了爱人的抚摸，它带来的是一种伟大而平静的幸福，一种伟大而快乐的冷静。"

但这种感觉并没有发生在我身上。我必须诚实地说，我感到并不是很舒服。我看着亲爱的宝贝依偎着我，依然在吸吮着乳头。她闭着眼睛。我不想打断她梦幻般的遐想。接下来，我看到了来做晨间护理的护士，还有她透过窗帘的那张阳光般灿烂的脸。

"非常奇妙，你正在哺乳，亲爱的，"她兴奋起来，"你这样有多久了？"她的手徘徊在记录板附近，在那里她会跟踪记录每一次喂奶和换尿布的时间。什么进入了宝宝体内，什么又排出了体外。

"3 个小时。"我自豪地说。

护士惊愕地看着我。我右侧的乳头看起来像是一个咀嚼玩具，不仅开裂了，而且还流着血。这将会让我流泪数周。于是我学会了作为母亲的第一堂课。婴儿正在通过所谓的非营养吸吮来舒缓自己，这是对乳头的摧残。不要让你的新生儿这样做。

****

基因、激素、本能，我们需要它们使自己成为父母，但仅仅依靠这些并不能使我们成为优秀的父母。人类是一个有趣的物种。母性并不总是会自然而然地出现。什么构成了自然，仍然是有争议的。

在产后三个月里，我需要掌握母乳喂养技巧，学会控制情绪波动，学习如何与宝宝交流，还要解决与哭泣、安慰、睡眠、我的健

康、宝宝的健康等相关的问题。我想知道母性来自哪里，我是否拥
有它。乳房越来越具有功能性而不是装饰性。它恢复到正常状态所
需要的时间比我想象中的更长。在产后第一个月里，好好坐下来甚
至也是一种挑战。我与其他女性的关系会恢复到以前那样，变得更
加健康。我会忘掉之前那些让我多愁善感的事情。我会比以前更喜
欢诗歌。一切都被赋予了新的意义和目的。母性大脑不只是天生的，
它是被重塑了的。它总是处于施工状态。

> 孩子出生的那一刻，母亲也出生了。她以前从来没有存在过。
> 女人会自然存在，但母亲永远不会。母亲是完全新生的。
>
> ——薄伽凡·室利·罗杰尼希

妈妈们有更好的大脑吗？

从我的宝宝出生到现在，时间已过去 10 周了。我可以从宝宝
的哭喊声中判断出她饿了。我知道如何修剪她玩偶般的指甲。我想
知道自己是否还能像以前那样机智。我每天都把眼镜和钥匙放在错
误的地方。我花了很多的时间陪伴自己的母亲，童年的记忆让我感
到惊奇。关于性的想法是没有吸引力的。我买了一本关于婴儿按摩
的书。度假时，我忘了带上我的猫，那是我忠诚、可爱的 20 年来
的伴侣，我不得不跑回去找它。我可以和护士边走边谈论关于宝宝
的话题。我总是注意到哪里会有宝宝、他们的婴儿车品牌、被夹在
他们毯子或睡袋里的玩具，我还会思考他们是否和妈妈或保姆待在

一起。如果他们和妈妈在一起，这些妈妈是什么样子，我会如何比较她们。

　　产后三个月时，我的大脑能够使神经科学家着迷。这时候，我正处于他们所认为的母性大脑发育的甜蜜节点。这是大脑应该经历大规模改造并变得更具母性的神奇时刻。经过几个月的萎缩之后，我觉得自己的胸围增大了，胸部也下垂了。

　　我的灵感来自于神经科学家皮尔杨·基姆（Pilyoung Kim）领导的一项研究，她当时也是一位新妈妈，在耶鲁大学儿童研究中心工作。基姆和她的同事招募了 19 名采用母乳喂养的母亲，并分别在产后 2~4 周及 3~4 月的时间里对她们的大脑进行了 MRI 扫描。研究人员对两组人员进行了比较，在产后 3~4 个月时他们扫描到了大量新的富含神经元的灰质。它们所处的区域可能是新妈妈最需要加强的地方：计划和执行（前额叶皮层）、动机和奖赏（杏仁核和黑质）、知觉和感觉整合（顶叶）和母性激素（下丘脑）。对新生儿明显表现出骄傲和喜欢情绪的妈妈，无论她们是第一次做母亲还是曾经生过孩子，灰质增加的幅度都是最大的。这些女性认为她们的宝宝美丽而完美，并认为自己"有福气"。她们拥有母性的大脑。

　　除非发生真正改变人生的事，一个成年人不会长出新的灰质。生孩子算其中一个。没有人能说出注视宝宝眼睛时会有怎样狂喜的感觉。无论我多么喜爱女儿，也没能预料到这些美妙的情景：她将脚踩在我的胸前，盯着看图画书，在乳头周围抽着鼻子喘息，头顶上散发出甜美的香气。照顾新生儿是一种感官盛宴。

　　母性大脑的发育需要通过神经学家所称的"婴儿相关刺激"（看、

抚摸、嗅，还可能包括哺乳）来触发。宝宝是我们神经元一直在等待着的火花。在整个怀孕和分娩过程中，雌二醇、催乳素、催产素、孕酮和皮质醇等激素，已经触发了掌管母性的大脑区域，这些激素将继续塑造我们的大脑。一个激进的理论认为胎儿细胞也会引发神经元的生长。在与嗅觉和海马体记忆中心有关的区域，新的神经元不断生长繁茂起来。在宝宝出生的时候，这一切都已经完成。新生儿出生后，负责感官加工的顶叶充满了新的图像、气味和感觉。这些感觉触发了大脑中的一系列变化。分娩是不够的，我们也需要感受。

母性大脑是会令人上瘾的大脑，新生儿可以改造这样的大脑。6 周后，我的宝宝开始微笑。在我大脑的奖赏回路中，宝宝的微笑、咯咯声、咕咕声和都会像可卡因那样刺激多巴胺的释放。基姆和她在耶鲁的团队发现在这些与动机和乐趣相关的大脑回路中，杏仁核、黑质、腹侧被盖区和前额叶皮层出现了极为明显的增长。

就像吸毒成瘾者通常都很无聊一样，我隐约地感觉到新妈妈也是这样。我可以喋喋不休地谈论婴儿怎么说话。可爱的婴儿会闯入我的每个想法。在分娩数周后，妈妈每天平均花费 14 小时沉迷于自己的婴儿（爸爸花费 7 个小时）。这不是强迫性的痴迷行为，但是这在每个家庭里都会出现。进化激励我们变成沉迷于疯狂奖励的妈妈。宝宝需要被喂养、宠爱、保护、安抚和刺激。其中大部分行为都是被诱导出来的痴迷。如果没有富含多巴胺的、能做出超级响应的杏仁核和黑质，一个母亲怎么能而且又为什么要完成这些需要被完成的事呢？对我而言，我知道这种令人上瘾的感觉只是神经化学物质的障眼法，并不会减弱我们的愉悦感。

母性大脑也是一个更勇敢无畏的大脑，至少在它需要保护宝宝的时候是这样的。在我分娩 5 天后，我和母亲带着宝宝在与哺乳专家约谈后，一起坐出租车回家。这是一个闷热的下午，宝宝的脸有些发青发红。我让司机打开空调，但他拒绝了。然后，他开始乱开车，一会儿踩油门，一会儿又突然刹车。他的里程表走得太快了。"司机，"我大声地说，"现在就停车。"那个男人扭过脖子回头盯着我刚生完孩子后的脸，发出一阵疯狂的笑声。"现在，"我一边咆哮着，一边把宝宝贴近我的胸口，"否则我要举报你。"我的话起作用了，他开始有所收敛了。"给我付钱。"他说。我拒绝了。我们刚刚安全地下了车，母亲就转过身来惊讶地看着我："你就像一只母熊！"这是真的，谁也别想伤害我的幼崽。

不要贬低我的英雄主义，啮齿动物的妈妈们也会变得无礼和无所畏惧。在哺乳动物中，母性似乎抑制了应激反应，这时妈妈们能更好地应对分娩和抚养婴儿的焦虑。下丘脑这一激素的指挥和控制中心，给垂体和肾上腺（称为 HPA 轴）发送了较少的能产生应激素的信号。妈妈们体内富含催产素和催乳素，可以抑制压力。催产素也让妈妈们在保护宝宝时更加勇敢。在与出租车司机发生争执之前，我刚刚给孩子喂过奶。我想知道这是否导致了我一反常态的冷静和勇敢。同样，当幼鼠暴露在迷宫中没有遮盖的部分时，母鼠也会勇于跑到这种她们平时会畏缩不前的地方。保护幼鼠的动机使她们战胜了对危险的恐惧。

母性大脑也是一个有计划的、多任务的大脑。从进化的观点来看，母亲需要前额皮质（prefrontal cortex，PFC）才能应对繁忙的

事务。这一部位帮助我们进行规划。它有助于我们区分正确与错误，
预测未来事件，懂得变通，决定什么是特定时间里最重要的事情，
以及练习自我控制。这是产后妈妈长出更多灰质的另一个大脑区域。
看到新的增长，基姆和她的同事们表示这与一个女人"与婴儿之间
复杂交互行为的增加"有关。PFC 是我为未来的策划者，促使我们
准备好晚餐的冰冻汤，提醒我们在出发前带上一个安慰奶嘴。这就
是我和丈夫会在数周前做好度假计划的原因，而这对我们来说是闻
所未闻的。这也是我们的橱柜总是备满了物品的原因。

母性大脑的记忆就像一个筛子，这取决于现实需要它做什么。
通过深入研究妈妈们的大脑（特别是海马体这一记忆中心），研究
人员发现一种能传输信号的树突棘出现了新的生长。用神经科学家
克雷格·金斯利（Craig Kinsley）的话来说，对于记住水果的隐藏
处或有效地在迷宫中导航而言，母鼠"打败了处女"。对于大鼠来说，
这显然有助于它搜寻巢穴并找到回家的路。它们的空间技能非常优
秀。令人着迷的是，雌鼠分娩的次数越多，它的记忆就越好，在之
后患有神经退行性疾病的风险也越小。但对于人类母亲来说，这种
效果并不太明确。

如果我们的海马体能够像母鼠那样，显示出新的生长迹象，那
么为什么我们还会出现记忆障碍呢？为什么我们还会忘记支付账单
和回拨电话？为什么我们还会错过约会、放错牛奶，让刚见过的人
的名字滑过记忆的过滤器呢？如果只研究母亲的记忆，就会增加混
乱。一项研究发现，在认知方面，分娩十个月后的女性与无子女的
女性没有差异。而另一些人则发现，对于记单词、检索单词、记住

将要做的事等类型的测试，分娩九个月后的女性仍会感到困难。言语和思想可能已到嘴边，却想不起来。我们能发现它们，但在表述时速度较慢。（作家在寻找适当的词汇时肯定比平时更困难，但疲劳和压力也可能是部分原因。）每天吃维生素 D 成为每周一次的任务。茶壶的底部也会因放在炉子上忘记关火而变黑。

母亲的记忆是否会受损、为什么会受损，这引起了我们强烈的兴趣。在最初的几个月里，我们经常睡眠不足。在宝宝一岁前，我们失去了 700 小时的睡眠时间。一些研究人员认为这是新妈妈体内催产素水平较高导致的。我们知道虽然这会损害记忆力和注意力，但也会在喂奶时让我们感到舒服。激素有助于让妈妈只专注于照顾宝宝。

我认为可以肯定地说我们的记忆并没有变坏，它只是有所专注。母亲只关注最重要的事情：宝宝的安全和幸福。我的耳朵现在太敏感了，以至于邻居孩子哭时，我也会在半夜醒来。我可能弄丢眼镜和钥匙，或者忘记了时间，但宝宝的一切都还好。母亲的记忆回路忙着掌握数以百计的新技能：如何拍嗝，如何读懂宝宝的表情，如何护理宝宝，如何安装儿童汽车座椅。我们的前额皮质在超速行驶，执行着多种任务。也许我们太紧张了，以至于不能记住和预测其他小的事情。如果我不再关注每个生日，或者如果我需要借助谷歌来记忆名字和事实，那又有什么关系呢？只要我们不把宝宝连同洗澡水一起倒掉，谁又会在乎是否失去了一些不必要的东西呢？

标准化的心理测试没有考虑到我们大脑的思维方式已经得到了改善。我们正在接受极端的在职培训。我们是歌手、安慰者、出气筒。我们是心灵读者、调解员、聚会策划者、表演师、传教士、厨师、医学生。我们必须具有创造性、灵活性和同情心。任何形式的学习都会改变大脑结构。神经元连接在一起，同时也开动着。新的神经网络出现在母体里，变得更加有力。我们的灰质变得非常丰富多彩。

有些事情并不是非黑即白的，这是我们许多问题的答案。在不同女性中，妈妈的大脑差异有多大呢？那些收养或雇佣代孕妈妈的妈妈们，没有孕激素的帮助，仍能获得同样的大脑收益吗？大脑扫描可以帮助识别处于产后抑郁或虐待儿童风险中的女性吗？爱自己的宝宝，但不确定自己是否对宝宝上瘾的妈妈是怎样的呢？无论如何，大脑功能的增强可能会持续多久呢？存在祖母的大脑这一说法吗？看着我的母亲抚慰哭闹的宝宝，我敢打赌，即使沉睡了几十年，母性大脑回路也能够被重新唤醒。母性大脑可能会和我们一起度过余生。

当然还有父性大脑，虽然一个男人具有的大脑收益（和损失）并没有那么显著。我们知道爸爸也经历过一些与女性相同的激素变化，并且拥有一个以上孩子的男性都有特别高水平的催乳素。根据研究数据，基姆认为男性大脑中有限的区域如前额叶皮层也出现了新的增长。当听到婴儿哭声的录音时，他们的杏仁核与妈妈的一样，被激活了。另一项研究发现，测试中父亲的得分越高，他左前额叶皮层中的灰质就越多。更多的研究正在进行中。

总而言之，母性大脑是一个更好的大脑吗？它当然更能够适应妈妈的角色。"总去进行比较，是令人讨厌的。"丈夫提醒着我（因为我忘了）。有时候，我觉得自己现在有了一个更好的大脑：我更勇敢、更踏实、更善于交际，比我没生孩子时更有同情心。有时候，在我能够集中精力和进行抽象思维时，我也会更喜欢自己的思维方式。我不能决定哪个大脑更好。正如莎士比亚所说："没有什么好或者不好，一切取决于我们如何思考。"

至少我还在思考。

能控制妈妈思想的宝宝

现在我知道了我们物种生存的秘诀：婴儿的笑容。大多数婴儿在产后三个月开始"社交微笑"。他们咧开嘴闪现出笑容，让我们能够忍受绞痛、疲劳、牺牲、怨恨和所有其他女人可能会后悔生孩子的原因。微笑的确是有益的、激励人的，也是会上瘾的。它仿佛在说："我记得你，谢谢你，我爱你。"正如我所写的那样，我的电脑壁纸是我女儿的照片，她那时三岁，眼神明亮地看着我，嘴巴像新生儿那样过度地咬合着。看到她的照片，我心里就会波涛汹涌。

神经科学家们对这种母性动机背后的魔力感到好奇，他们招募新妈妈并使用磁共振功能成像（fMRI）来扫描她们的大脑。总的来看，这些研究包括向每个人展示她从未见过的照片或视频剪辑，一些是未知的或朋友的孩子，另一些是她自己的孩子。任何可爱的宝宝的脸都会唤起母亲大脑的活动。但是只有她们自己宝宝的微笑会激起多巴胺驱动的奖赏回路（腹侧纹状体、黑质、丘脑、尾状核和伏隔核）以及与依恋有关的大脑区域（特别是眶额叶皮层）。对于大多数新妈妈来说，没有什么比她们的宝宝突然笑起来更有价值和

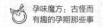

令人上瘾的了。特别是在产后几个月时更是如此，甚至连巧克力都无法企及。

研究人员还发现了婴儿控制母亲思维的另一个令人着迷的特性：我们会忽略自己宝宝的缺陷。我们在凝视自己宝宝的笑脸时，与社会判断、负面情绪和批判想法相关的大脑区域（内侧前额叶、下顶叶、后扣带皮质以及杏仁核）可能会被关闭。对于那些一半时间都在哭闹的三个月大的宝宝，为什么 73% 的母亲和 66% 的父亲对他们的评价仍为"优秀"呢？这种由爱引起的思维封锁可能是其背后的原因。当我们看着恋人或伴侣的照片时，脑中的判断回路同样会短路。爱使我们对任何我们不想要的东西视而不见。所以我们看到的只是微笑。

母性是在婴儿期形成的吗？

在婴儿时期，有一个叫"未干水泥"的阶段，我永远不会忘记第一次听到这个名词的那一刻。正是在这一阶段，婴儿形成了对养育着他们的世界的印象。这些印象塑造了他们的情感生活：他们长大后是否能够自信；是否能保持平衡的心态，爱长大后的自己；当他们自己成为父母时，他们会如何养育孩子。那时我还在大学上着心理生物学课。当童年已经像光年一样遥远时，我仍发现自己会在一个有雾的秋日里凝视着窗外，思考着自己有一天会成为什么类型的父母。毕竟，我的父母认为让哭泣的婴儿独自在房间里待上几个小时是可以接受的，而我是他们所生的孩子。

当我写这部分内容时，我把自己 10 周大的婴儿抱在大腿上。当我敲击键盘时，她会让我分心，但我并不介意。如果她躺在 5 英尺外那个不停摆动的"机械保姆"里，那又怎么会有一双如此渴望的眼睛凝视着我，促使我去写母性是怎样传递的呢？

"耐心点，小宝宝。"我喃喃自语着。宝宝捏着我的乳房。

科学家们早就知道，如果幼鼠每天与母亲分离几个小时，就会处于一种极度有压力的状态下。他们长大后会成为有虐待倾向的、冷漠的妈妈。被忽视的猴宝宝也会充满悲伤。它们感到疲惫、不受重视、郁闷，而且变得易受惊吓、过于依赖。它们长大后也会成为游手好闲的母亲。你对哺乳动物的宝宝能做的最卑鄙的事情就是不去触摸或爱他们。我们是有爱心的生物。

另一种不同的情况就像神经学家迈克尔·米尼（Michael Meaney）和他在麦吉尔大学的团队所做的那样：让幼鼠在出生后 5~10 天内，每天与妈妈分开 15 分钟，之后再让它们和妈妈团聚。这些幼鼠就会变得比其他同龄老鼠更冷静，更愿意冒险，更会养育自己的孩子。

"我爱你，亲爱的！"我安慰着女儿，然后又回过头来继续看着电脑屏幕。

唉，对于我们这些疲惫不堪的新妈妈来说，不是 15 分钟的分离起到了作用，而是幼鼠回来时鼠妈妈所做的事使宝宝变得更坚强。这些鼠妈妈变成了超级养育者，它们会舔自己的宝宝，高兴地给宝宝梳毛。它们的身体向后弯曲，看起来这能够帮助幼鼠喝到最多的乳汁。这些幼鼠也会成长为养育型的母亲。幼鼠在婴儿期被抚育的方式塑造了它们自身的母性。

科学家们开始意识到母亲对我们生命早期的基因和激素会有多么大的影响。我们知道这个过程部分取决于一种被称为糖皮质素的激素。除其他功能外，糖皮质素还影响着我们的应激反应。在大脑中有糖皮质素的受体，主要是存在于引导记忆和注意力的海马体中。糖皮质激素受体就像海绵或天线一样能够了解身体的状况。体内的糖皮质素受体越多，我们就越能忍受压力。它们将信号发送回肾上腺，有效地告诉它们"停止"生产压力激素。人体内的糖皮质素受体越多，我们就可以越快地关闭应激反应。被超级妈妈琼·克利弗（June Cleaver）养大的鼠宝宝有如此多的糖皮质激素受体，以至于它们的海马体里也充满了这些物质。这些幼鼠会成长为放松的、爱冒险的、周到的妈妈。如果情况相反，它们就会成为松懈的、令人厌恶的妈妈。

现在，我们来看一下最吸引人的部分。关于我们出生时糖皮质激素受体的数量，没有确切的答案。无论受体的数量很多还是一点点，都取决于基因的表达方式，或者说进一步取决于我们所处的环境。它是表观遗传的结果。像水龙头上的旋钮一样，糖皮质激素受体的基因可以被"调低"即沉默（称为甲基化）或"调高"（去甲基化）。当我们来到这个世界时，糖皮质激素受体的基因水平表达较低（甲基化），这会让我们难以忍受压力。这并不总是一件坏事。在一个有压力的、充满危险的、没有妈妈的情况下，如果动物比较焦虑、谨慎、专注于自我生存，他可能会更好地生存下来。但是，如果婴儿在生命早期获得母爱，这表明世界是美好的和稳定的，基因就会去甲基化，或增加受体的数量；动物就会变得更友好、更自信、更有安全感，并且可以给予并接受感情。科学家认为，当宠爱孩子的母亲触摸宝宝时，宝宝的海马体就会释放出舒缓激素 5-羟色胺，这可能会触发上述过程。

通过观察曾经有过虐待孩子经历的自杀者大脑，我们才知道缺乏妈妈照管的人也会像幼鼠那样，伤害自己的婴儿。与童年相对正常的人相比，自杀者的海马体中糖皮质激素受体明显减少。被要求只能喝母乳但不能触摸或与母亲交流的罗马尼亚孤儿在 80 多岁时被发现体内有极高水平的压力激素。他们难以给予或接受爱，即便他们已被能够抚养、支持他们的养父母收养。（糖皮质激素受体基因不是唯一决定我们母性的基因，但它是所有基因里最有趣并经过验证的基因。米尼的团队发现了超过 900 个这类基因。这类基因会受到母亲照管程度的影响，其中包括影响催产素和血清素神经递质的基因。）

对人类来说，影响最大的时间段可能是人生的头三年。发展心理学家玛丽·安斯沃思（Mary Ainsworth）认为，这是我们发展与母亲（或主要照顾者）关系的时段。令人惊讶的是，安斯沃思发现一个人在婴儿时期的依恋类型在很多方面比气质更能预测其未来的行为。婴儿的妈妈如果比较大意或情绪不稳定，在情感上吝啬或刻薄，婴儿长大后就会变得焦虑不安、害怕、黏人或与人疏远，不愿意冒风险，并且在人际关系中没有安全感。对婴儿的细微信号敏感的妈妈（比如，能通过微小的嘴巴运动来感知宝宝的饥饿，并且知道什么时候宝宝真的该吃东西了，这并不容易），能够回应宝宝的要求（比如，认为举手是在请求获得关注）并与宝宝相处融洽而不是干涉他们。这样的妈妈，往往会培养出有安全感的孩子。这些孩子更有可能善良、自信，并与其他人形成强烈的温暖关系，将来有一天他们自己的孩子也是这样。

童年时期的依恋类型甚至在大脑的结构中也会有所体现。正如耶鲁大学最近的一项研究发现的那样，能得到母亲培养的女性，长大后在大脑海马体、扣状回、顶叶裂、中间额叶皮层和其他区域表现出更强的活跃度和更大的灰质体积，这能够帮助她们理解自己孩子的想法和心理状态。在婴儿期受到自己母亲忽视的妈妈们，其杏仁核对负面情绪刺激更敏感。宝宝哭泣本来是很正常的事，但这类妈妈也会对此做出过于消极的解释。当一个好的父母并不完全由基因决定，童年时期所处的环境也会影响基因的表达方式。

我想知道的是：有一天会不会有一种基因疗法，让我们回到"未干水泥"的窗口期，重新设置基因，使我们能像受到妈妈宠爱和珍视的人一样，长大后具有更强的母性。一些有前景的动物实验能够消除妈妈虐待孩子的副作用。但是，正如基因靶向药物可能会对我们克服婴儿时期的不良影响有所帮助那样，聊天疗法、自我意识，或者其他刻意转变自我的形式也可能会起作用。人类是复杂的。我们当中有些人，会通过钻橡胶产道让自己获得象征性重生。然后，他们那些身上涂着藿香油的朋友会以皮肤贴皮肤的方式来拥抱他们。这些再次出生的人是否也重置了他们的糖皮质激素受体呢？

安斯沃思是一位无子女的教授，主要从事有关童年依恋方面的研究。由于她的理论可能会使女性感到内疚，促使她们在生完孩子后的三年待在家里，她因此也受到了女权主义者的攻击。"我们作为妈妈已经承受了很大的压力，"安斯沃斯这样回应道，"如果能有可以为之骄傲的孩子，我希望自己能够把握好家庭和事业之间的平衡。"这项研究并没有阻止其他有爱心的人为宝宝提供同样的帮助。如果问我，什么是我可以给女儿和她的孩子们留下的最好遗产，我相信那就是爱和养育。而且我们仍然需要一个村庄的人来抚养孩子。

但是，机械保姆没有这样的资格。我看着腿上那个难以取悦的宝宝，只是因为我拉出的乳房而感到稍稍有些满足。看到我正看着她，她突然皱起鼻子，露出一个幸福的微笑。她的最初印象仍在形成。我的心在变柔软，我的决心在变坚硬。是时候休息一下了。

> 每当把新生儿抱在怀里时，我都会想到我对他所说的和所做的，不仅对他而且对他所遇到的所有人都会有影响。而且这种影响不仅仅是一天或一个月或一年，而是永恒……
>
> ——罗斯·肯尼迪

为什么要用"妈妈语"说话？

在当妈妈的头几个星期里，我隐藏的本能和才能逐渐表现出来，这是令人惊讶的。比如回忆旧童谣的能力以及打瞌睡的诀窍。但是至少目前对我来说，最让我感到困扰的是"妈妈语"的流畅度。这是一种音调极高的、缓慢而简单的、用夸张的元音进行的重复性语

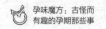

言。从来没有人认为我是会当妈妈的人。那么我又是如何在我的知识工具包里学会这个核心技术的呢？

"臭臭！"我在给三个月大的女儿换尿布时哼了一声，"哇！哇！这么多臭臭！"当我说到最后一个字时，我的音调提高了，连我自己听起来都觉得很刺耳。我的宝贝一直痴痴地凝视着吊扇，她转过身来，给了我一个灿烂的笑容。"扇扇……"我尖声地说着，"是的，我们喜欢扇扇……"

好的上帝。"妈妈语"或任何与它相关的叫法（"宝贝语""父母语"或者是科学家所说的"婴儿指令性语言"）听起来都不错。但当它们每次从我口中说出时，我都会把自己吓到。就在三个月前，我还抱怨说妈妈语有多么让人不愉快、多么装腔作势，而且还不体面。我向任何可能会听到它的人宣布，一个婴儿应该接触适当的话语，以规律的节奏讲话。但是现在，我却在用宝宝的语气说话。

我用三个原因来解释一下我为什么这样做。

第一个观点是妈妈语能够吸引宝宝的注意。我已经对自己的女儿测试过了，我承认这是真的。"亲爱的，你又胖了吗？"用正常的讽刺语气来说不会有什么效果，笑得再大声也没用。她意志坚定地凝视着风扇或在空中拳打脚踢。然后我试着说："我们胖胖胖了吗？"紧接着，宝宝就转过头，仔细打量着我。她的小拳头高高举起，她的眼睛锁定在我的脸上。在宝宝一个月大的某个时候，当听到妈妈语时，他们会更加努力地吮吸奶嘴或者更长时间地看着视频显示器，表现出很感兴趣的样子。其实，宝宝喜欢有旋律的、有节奏的、高音调的表达方式。如果像父母那样只是以一种乏味单调的方式说话，宝宝就会充耳不闻。那友好熟悉的歌曲，宝宝知道是为他们准备的，这有助于调节他们的情绪。妈妈语对宝宝来说是音乐的文字形式。

作为一个自豪地说妈妈语的语言学家，我的第二个理由是：接触妈妈语的宝宝能更快、更轻松地学习语言，并掌握更广泛的词汇量。（顺便说一句，成年人学习新语言时也是如此。当来自其他文化的人学习英语时，如果英语句子是用妈妈语讲出来的，就会比用一般成人语气讲出来更容易被他们理解。）

在判断一个单词的结尾和另一个单词的开头时，妈妈语还可以让这一过程变得更容易。我们的耳朵并不知道"拉臭了吗？"还可以听成是"拉臭了，马""拉，臭了吗""拉臭，乐马"。一个被拉长了发音的"拉……臭……了吗？"强调了每个单词。每个单词都像宝石一样突出，在前后暂停中舒缓着语气，并在快乐的氛围中闪耀着光芒。当实验者让婴儿听一些在意想不到处断句的演讲时，婴儿会发现有些不对劲。但只有当这些话用妈妈语表达，而不是用严肃的成年人语调表达的时候才是如此。使用妈妈语的人会把最重要的词放在句子结尾处，这也使得它更加突出。在给宝宝换尿布时，我不止一次听到宝宝费力地发出"啊"的音。也许这就是她正在学说"拉"吧。

我使用妈妈语的第三个原因是因为我别无选择，我必须这么做。听起来我像是在开玩笑，但这是真的。地球上任何地方的人们都是以一种唱歌般的、短促的、尖声尖气的语调与婴儿说话的。这表明我们使用妈妈语至少有一部分是出于本能。当然，体内的催产素水平越高，我们就越有可能用妈妈语说话。但父亲、祖父母，还有一些不是父母的人也是如此。当宝宝 3~4 个月大时，父母会不自觉地

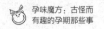
提高妈妈语的音调。随着语言能力的提高，宝宝就会慢慢习惯大人正常的说话方式。

某个理论认为，妈妈语甚至可能是音乐和语言的起源。大约在400万年前，当我们的祖先直立行走时，婴儿不能像其他灵长类动物那样紧贴着父母。这意味着父母在觅食或处理食物时，常常会把孩子放下。当父母与宝宝面对面而不是身体相贴时，母亲会使用语言来娱乐、安抚、指挥婴儿，或阻止他们伤害自己。千年以前的妈妈语曾经是通过不断的嘶叫声和瞪大的眼睛来表达的，后来才逐渐发展出更复杂的节奏、声音和面部表情。擅长语言和音乐的人更有可能生存下来和找到伴侣。增强语言的基因遍布全球。

数百万年后的今天，妈妈语仍然是我们最初的语言。但是进化就在发生在我们眼前。会有一天当我问女儿："拉……臭……了吗！？"然后她会说："妈妈，以后提到粪便时，别再这么说了。"

> 你知道，亚当是因为在不合时宜的情况下吃了苹果才被"诅咒"的。但这只是一种象征性的说法。事实是，亚当患上了腹痛。
>
> ——安布罗斯·比尔斯

为什么我们会得腹痛和抑郁症？

事情突然变得更糟了。宝宝一直哭了8个小时。我不断轻轻晃动着她，裹紧她，试图使她安静下来。我越来越用力，也越来越绝望了。她没有生病，也不饿。尿布是干的。那天当我把她抱到面前，

注视着她的时候，她睁大了眼睛，哭得更厉害了。现在是凌晨 4 点，
我却无法入睡。我带着她来到家门口的大街上，用背带努力把她背
好，在街灯下来回晃动着她，一遍又一遍地唱着"天赐恩宠"。

这个时候，我简直想把孩子丢在一遍不管不顾了。也许当我用
双手捧着头哭泣时，我可以把她放在满是露水的草地上，让她对着
星星和月亮尖叫。她的声音是多么甜美啊。

腹痛和抑郁症是困扰健康父母和新生儿的两大灾难。两者都非
常普遍。四分之一的新生儿都有腹痛，它被描述为惊人的号啕大哭，
至少持续 3 个小时，每周超过 3 天，超过 3 周而没有明显的病因（通
常情况下是在傍晚和晚上）。产后抑郁症就像是成人的腹痛。它通
常至少持续 2 周，可以长达 4 个月。遭受痛苦的妈妈和爸爸会感到
绝望、痛苦、空虚、疲劳、失眠，甚至产生轻生的念头。大约五分
之一的女性会受到抑郁症的影响（其中十分之一的人会遭受更长时
间的痛苦）。如果妈妈们没有出现抑郁，宝宝也可能会有腹痛的问题。
反之，即使宝宝没有腹痛，妈妈也可能会感到抑郁。这两者就像是
对邪恶的孪生兄弟。宝宝的腹痛会加重妈妈的抑郁症，妈妈的抑郁
症也会助长宝宝的腹痛。每个人都感到绝望。

为什么大自然会在我们最应该温柔的时候，向我们泼冷水呢？
为了帮助解决这个谜题，进化心理学家和人类学家从一个基本的事
实开始寻找答案：宝宝出生的时候他们体内储存的能量几乎消耗一
空。如果他们没有得到食物，也没有立即得到父母持续的关注，他
们就会停止生长。满足需要最有效的方法就是哭泣。前 3 个月是宝
宝哭得最厉害的时候，在第 6 周时强度达到顶峰，而且在傍晚和半

夜三更时会更为严重。难以取悦的宝宝，无论在世界上哪一种文化中出生，都会遵循这种模式。其他哺乳动物的宝宝也是如此。

生物学家维皮·卢玛（Virpi Lummaa）和她的同事认为，像我女儿那样不断哭泣的、无法安抚的宝宝（我妈妈说我也是这样）其实是另有目的。腹痛的关键在于误导。即使这个腹痛的宝宝已经被宠坏了，她还是会要得更多。利用成人想方设法让宝宝停止哭泣的心理，这些吱吱作响的轮子往往会从父母那里获得更多的奶酪。当然，宝宝并不会有意识地产生腹痛。这存在于他的基因代码中。在很久以前，这些难以取悦的宝宝可能会比更安静一些的宝宝有生存优势，这使得与腹痛有关的基因传播开来。在一项关于马赛族非洲部落牧民的研究中，有腹痛症状的宝宝比其他同龄人更有可能在干旱中幸存下来。父母不可能忽视洪水般的眼泪。（令人高兴的是，腹痛并不是预测宝宝未来性格的指标。）

哭也许能够真实地表明宝宝是健康的，值得获得更多的资源。看着我的女儿，看着她脸色绯红，握紧拳头，拱起后背尖叫，旁观者会说："她的肺很强壮，不是吗？"啊哈，原来这才是重点。根据卢玛的理论，腹痛对父母来说是孩子"高质量"的信号。如果在困难时期一个新生儿不是充满活力的，我们的祖先很可能会减少给他的食物和关注，甚至放弃乃至故意杀死婴儿来减少他们的损失。然而，没有任何临床证据表明，有腹痛症状的婴儿实际上是更健康的。如果是这样的话，那么这只有在最艰难的情况下才会显而易见：饥荒、洪水、疾病、失去照顾者，以及其他重大打击的时候。

在凌晨4点的时候，身心俱疲的妈妈可能并不认为腹痛可以防止父母的杀婴行为。事实上，爱哭闹宝宝的妈妈得产后抑郁症的可能性是较少哭闹宝宝的妈妈的两倍多。有些患者承认她们甚至会把新生儿当作寄生虫、反基督的人，或者是魔鬼圣婴来看待。有些人和我一样，有一种把婴儿放在草地上任由他哭泣的冲动，还有人甚至幻想伤害宝宝。遗憾的是，有些人确实这样做了。

这不禁让我们思考为什么我们会得产后抑郁症。加州大学圣巴巴拉分校的人类学家爱德华·哈根（Edward Hagen）认为这是一种劳动罢工，是一种妈妈们无声的呼救。产后的患者通常缺乏其他人的帮助。相比其他妈妈来说，她们更可能因为分娩或者婚姻问题而变得贫穷、虚弱或受到创伤。在遥远的过去，女人可能会因为生孩子的成本过高而决定放弃婴儿。婴儿可能会自然死亡，但更可能是因为缺乏妈妈的照顾而死亡。如今，当妈妈得产后抑郁症时，爸爸更应该接替她来照管婴儿。而当爸爸不在或无法帮忙时（如果妈妈得了抑郁症，爸爸也有可能会出现同样的问题），就应该有另一位照顾者接替他。

在很久以前，患有产后抑郁症的妈妈一定会得到大家的帮助。人类在小型的、关系紧密的团体中进化，由亲属帮助照顾婴儿。非洲的狩猎民族贡族现在仍然采用这种生活方式。当然，贡族的婴儿也会感到肠胃不适，但由于一直接受的是母乳喂养，所以腹痛发作时间较短，每小时只有几次。最娇气的宝宝可能会一直享受着妈妈的照顾，以至于妈妈一个人根本应付不过来（一般来说，婴儿哭闹不超过15秒，就会有其他成员跑来照顾他）。贡族的妈妈们也会得产后抑郁症，但是当她们出现这种问题时，其他人会做更多的工作，

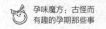

这样就避免了妈妈因无法关爱宝宝而对他造成的心理伤害。

进化的解释是可信而有吸引力的。但这可能并不是全部的答案，至少不适合于每个人，也不是在所有情况下都适用。对于一些婴儿来说，腹痛可能是神经系统尚未成熟的一种表现，也可能由消化道重建、消化道疾病、肠道细菌或肠内空气引起。我曾跟产后护士十分肯定地说腹痛是奶制品或大豆过敏的第一个信号。对于一些妈妈（和爸爸）来说，产后抑郁症可能是由压力、疲劳、激素水平下降或甲状腺功能减低造成的。进化心理学家戈登·盖洛普（Gordon Gallup）的理论比较激进，他认为奶瓶喂养是过去 100 年中发生的事，是它导致了产后抑郁症，因为奶水不足与婴儿死亡具有相同的激素效应。事实是，腹痛和抑郁症是很普遍的情况，因此我们需要做更多的解释。

幸好我没有让自己滑落到忧郁的谷底。但是腹痛使宝宝在精神、身体和灵魂上经历的许多痛苦夜晚，也使我对腹痛有了充分的了解。在这些时候，我丈夫会给予更多的帮助。当他达到极限时，我妈妈就会接替他，所以我不是唯一一个在星空下歌唱和发誓的人。

养育一个孩子确实是整个村庄的事情。它也需要一曲"天赐恩宠"。

为什么我们总是用左臂抱宝宝

通过观察妈妈们抱新生儿的方式，研究人员可以大致预测出，哪个妇女得产后抑郁症的风险最高。抑郁的妈妈往往会笨拙地用右

臂抱住婴儿。大多数（80%）父母，无论是左撇子还是右撇子，都
会用左臂抱宝宝。（黑猩猩、大猩猩和猩猩也是如此。）我们在不知
不觉中就这样做了。

　　研究人员无法确定为什么我们的本能是用左臂抱宝宝。一些人
相信这样的姿势可以使婴儿靠近我们的心脏，从而帮助他们放松下
来（尽管心脏长在右边的妇女也倾向于将婴儿抱在左侧）。一个最
为人们所接受的有趣理论认为，这与大脑处理情绪信息的方式相关。
当一个婴儿被抱在左侧时，他的右半边脸会被部分隐藏起来，而左
半边脸则不会。事实证明，脸的左半部分更加感性，它比右半边脸
能够更强烈地表达哭泣、噘嘴和其他情感。如果我们了解了这一点，
就能很容易看出为什么宝宝会向照顾者展示他的左半边脸，以及为
什么照顾者对宝宝的左半边脸更感兴趣。而且同样重要的是，照顾
者的左眼和左耳更贴近婴儿。这很重要，因为来自左眼和左耳的信
息会进入大脑右半球，它比左半球能更有效地感知情绪。

　　谁可能会在潜意识中拒绝婴儿的哭闹呢？郁闷和有压力的人可
能会。这也许可以解释为什么他们更有可能用右臂抱孩子。这些母
亲更有可能错误地解释宝宝的行为方式。例如，她们会把婴儿的哭
声理解为反抗和批评，而不是正常的表现。

母乳中都含有哪些物质，又是为了什么？

　　不久前，在我们当地的小酒馆里，一位厨师制作了一种含有无
花果和匈牙利胡椒的母乳奶酪。他在配方中使用的母乳来自于他的

妻子，一位正在哺乳的妈妈。厨师对自己的创意很满意。他把这种
母乳奶酪用于制作意大利面皮，在奶酪上加一点松露粉、洋葱酸辣
酱和淡淡的酱油，旁边还摆放了饼干作为装饰。据说，他还在制作
母乳冰淇淋。令美食爱好者感到惊喜的是，由于母乳中富含乳糖，
用母乳制成的食品口感清新甜美，吃起来就像谷物泡牛奶后碗底部
的混合液。食品鉴赏家认为母乳奶酪温和且易于食用。

　　母乳实际上是一个伪装的杀手，它是藏在生日蛋糕里的白色衣
骑士，能够起到救援作用。支持者称这个白衣骑士为白细胞。每一
滴母乳中都含有 100 万个具有侵略性的白细胞。像红细胞一样，它
含有激素、免疫因子、维生素和矿物质。在决定应该采用母乳喂养
还是奶粉喂养的时候，没有什么比在显微镜下观察到的图像更具说
服力的了：母乳看起来类似生活本身，拥挤和混乱；而配方奶看起
来像一片荒地，一个偶尔出现气泡的平面景观。

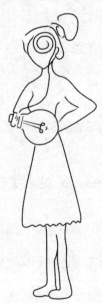

　　我正在利用具生命形式的白细胞来照顾女儿。它们分为三种
类型：巨噬细胞、淋巴细胞和嗜中性粒细胞。在宝宝生命中第一个
10 天里，这些战士在母乳中的数量比在血液里的还要多。巨噬细胞
（大的吞噬者）是一种能吞噬外来入侵者的白细胞，它还可以对入
侵者进行标记，使它们能被其他免疫系统的工作人员识别。被称为
B 细胞和 T 细胞的淋巴细胞产生抗体，并能分别炸毁和感染的细胞。
它们帮助激活婴儿自身的免疫系统，并刺激其更快成熟。位于宝宝
胸骨后面的海绵状器官——胸腺是 T 细胞成熟的场所。在母乳喂养
四个月大的婴儿体内，它的重量是在配方奶喂养婴儿中的两倍。第
三类白细胞是嗜中性粒细胞，它们释放纤维网，捕捉并杀死微生物。
然后，就像邪恶的毛茸茸的蜘蛛一样，它们释放出超氧化物，这是
一种相当于氯漂白剂的酶毒剂。

　　这些白细胞杀手拥有一系列抗体：IgA、IgG、IgM、IgD 和
IgE，母乳中也含有这些物质。由 B 细胞分泌的抗体，其存活方式
与白细胞不同。它们依靠记忆来生存。这些抗体是我们遇到感染性
病毒和微生物后的分子记忆。当每次击败入侵者（称为抗原）或被
入侵者击败时，我们的抗体就会记住入侵者的"脸"，以防它再次
出现。抗体是精准的杀手，它们知道要保留肠道中的好菌群，使坏
菌群陷入绝境。如果我们在母乳喂养的同时得了流感，我们体内产
生的抗体将保护宝宝。即使家里的每个人都生了病，母乳喂养的小
天使还能够面色红润，身体健康。我们通过母乳传递了防御的策略、
战斗的智慧，于是宝宝也能从我们经历的痛苦中暂时受益。

　　母乳中的其他特殊成分也有一定作用：溶菌酶（促进健康菌群

的生长并且能够消炎）、乳铁蛋白（与坏菌群所依赖的铁结合）、双歧杆菌和乳酸菌（可用酸杀死坏细菌）、低聚糖（喂养好菌群的一种不易消化的物质）以及乳糖（主要的碳水化合物来源以及有益细菌的助推剂）。

母乳的免疫力专门用来保护宝宝的身体外缘——黏膜，特别是入侵者潜入的与外界相通的胃肠道黏膜。由于肠道壁表面被母乳中含有的抗菌物质（抗沙门氏菌、志贺氏菌、链球菌、葡萄球菌、肺炎球菌、脊髓灰质炎病毒、轮状病毒等的物质）覆盖，母乳喂养的婴儿得传染性腹泻的可能性降低了 10 倍。你可以在桌子上放一瓶母乳，几个小时后它也不会变质。像来沙尔消毒剂一样，母乳能通过接触来杀菌。在古代，对于眼部感染的治疗措施是用新鲜的母乳涂抹眼部。

在某种程度上，胎盘刚脱落，乳房就开始接替它的功能了。怀孕时，胎盘直接通过血液将抗体传递给婴儿。分娩后，母乳会给胃肠道提供额外的助力。它们会在婴儿的胃肠道中停留数月。开始时的助力越大，效果越好。宝宝的免疫系统需要几年时间才能成熟。没有人知道为什么婴儿出生时免疫系统如此不发达。它可能是一种有助于避免怀孕期间与母亲发生排异反应的生物策略，也有可能是因为婴儿必须把全部精力集中在智力发育上，而不是发展一流的防御体系。无论如何，婴儿都需要母乳。于是智慧的自然之力同时给乳汁赋予了额外的力量。

当然，每个哺乳的妈妈在凌晨 3 点时，脑海中都会浮现这样一个问题：为什么不能用牛奶代替母乳呢？牛奶与母乳中脂肪的比例相同。未加工过的牛奶中也含有活的免疫因子，这也是普通百姓提倡喝未经高温消毒的牛奶的灵感来源。但现实存在的一个问题是，牛奶比母乳含有更多的蛋白质和盐。这听起来不错，但事实并非如此。婴儿的肾脏不能耐受这么多的盐，婴儿的胃不能消化一种叫做酪蛋白的笨重蛋白质（它能使牛奶凝结成块）。（一个好的奶酪需要酪蛋白，这就是为什么之前提到的那个厨师需要在母乳配方中添加一点牛奶的原因。）如果给婴儿喂太多的酪蛋白，他们就会发生肠道痉挛，突然拉肚子。相反，母乳中的蛋白质只含有 40% 的酪蛋白和 60% 的水性乳清，它们可以很容易地被消化，所以母乳喂养的宝宝排的大便几乎没有味道，而配方奶喂养的宝宝排的大便会很臭。你闻到的正是未消化的蛋白质。

俗话说，母乳比任何其他乳类制品都要好。母乳中含有蛋白质、维生素、碳水化合物和构建大脑的脂肪，这是一种完美的组合。由于母乳喂养的婴儿会调节自己的热量摄入，而不是被迫喝光一个奶瓶，所以肥胖的机会也降低了。母乳中的激素（瘦素、饥饿激素和肥胖抑制素等）可能会影响能量平衡的程序设定。这种好处是否会延续到成年时期尚不清楚。

我们清楚的是，母乳中的免疫系统是首要的，它能够减少炎症。它训练身体不要攻击自身，并允许有保护作用的好菌群繁殖。这还会有更长远的好处：减少青少年时期患糖尿病或类风湿性关节炎、克罗恩氏病、乳糜泻和结肠炎的风险。神秘而又神奇的母乳使我们具有免疫力，我们不能只从表面上看它的功能。这些物质是活的，它是生命的长生不老药，它是圣水，是妈妈的乳房。

世界卫生组织的指导方针仅推荐母乳喂养 6 个月的时间，在接下来两年或更多的母乳喂养过程中应补充固体食物。一些人类学家声称我们这个物种应该进行长达 7 年的母乳喂养，这也是一些孩子开始换牙的年龄。如果每天至少哺乳 6 次，总计 80 分钟，还会抑制排卵达一年半的时间。这样，母乳喂养还可以作为一种自然的、虽然并不是很可靠的计划生育形式。我宝宝的儿科医生根据美国儿科学会的准则建议"目标为至少喂养一年"。一些研究表明，婴儿在过了一岁生日后，免疫力有增强的趋势，尽管在卫生条件良好的国家，这种效果并不明显。

我决心母乳喂养一年。我把右手放在左侧乳房心脏的上方，然后停下来说："但是如果我做不到呢？"医生认真地点着头："只要你觉得自己可以，就尽可能长时间地进行母乳喂养。"

真相是，母乳喂养就像性一样。当你自然而然地做这件事时，它会是美丽而愉悦的，否则就可能是痛苦的。当我们有压力或生病时，乳房也会奋力挣扎。因为只要你给宝宝哺乳，你和他仍然是一个整体，你日常饮食中约 500 卡的热量会转移给他。64% 的美国妈妈会在产后第一个月给孩子喂奶，但只有一半的人会坚持哺乳到宝宝 6 个月大，只有 16% 的人会把宝宝喂到 1 岁。

母乳喂养 3 个月比 1 个月好，6 个月比 3 个月好，1 年比 6 年好。现在宝宝已经 3 个月了，我可以用自己的经历说明母乳喂养对宝宝和她的健康都是很好的保障。哺乳对我来说也是愉快的。这样我就有机会抱着她那令人心碎的、毫无防御能力的小脑袋，把我的力量传递给她。因为进行母乳喂养的感觉很甜，它非常非常甜。

母乳是不断给予的礼物。

——佚名

母乳喂养的宝宝真的比较聪明吗？

在智商测试中，母乳喂养的孩子得分比配方奶喂养的同龄人高
2~7 分。反过来，没有任何一项研究显示配方奶喂养的孩子比母乳
喂养的孩子在智力测试中得分更高。这是事实，而且我还依据这一
点跟丈夫开玩笑，说他以前的缺点都是小时候喝配方奶粉造成的。
"没准你还可能成为一个冠军的争夺者。"吃母乳长大的我有些得意
地说。但实际上应该被嘲笑的是我，因为母乳喂养对大脑的影响程
度是一个备受争论的热点话题。虽然母乳对免疫系统的好处越来越
明显，但它对于大脑的促进效果……好吧，还显得比较苍白。

令人感兴趣的是：哺乳的妈妈往往本身会有更高的智商。与用配
方奶喂养孩子的母亲相比，她们更有可能受到过良好的教育，并处于
更高的社会经济阶层。这意味着母乳喂养的宝宝比配方奶喂养的宝宝
更聪明的原因可能是由于他们受到了母亲的影响，而不是母乳。

研究人员用于排除这种因素的方法是选用一组有相同背景、教
育程度和智商水平的妈妈，并让其中一半宝宝进行母乳喂养，另一
半用配方奶喂养。但这是不道德的。所以他们采取了其他手段——
把母亲智商的因素考虑进来，从统计学角度对差异进行解释。当他
们这样做时，得到的结果往往不一样。很多（但并非全部）研究表

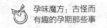

明，在母乳和配方奶喂养的孩子之间，智商的差异并不存在。

这并没有使所有的母乳研究人员感到气馁。在声称已排除了母亲智商和其他因素的研究中，有些人发现在婴儿时期进行母乳喂养的孩子，其智商具有持续的优势（得分高出 3 分或更多）。最近一项针对 17 000 多名白俄罗斯儿童进行的研究发现，在考虑了所有因素后，孩子在 6 岁时，全面的智商存在 6 分的差异。几项研究也发现持续的母乳喂养是重要的：婴儿接受母乳喂养的时间越长，智商越高，而且每增加一个季度的时间，智商得分就会提高 2 分，其上限为 9 个月。一个研究小组发现那些喝母乳最多的婴儿脑部周长较长，而且这与他们 9 岁时的心理表现更好是相关的。一项长期研究发现，母乳带来的微弱优势不会超过 30 年，但另一项关于老年男性的研究并没有得到同样的结果。

许多经过深入调查的研究发现母乳使孩子具有智商优势，其中的关键成分是二十二碳六烯酸（DHA）和花生四烯酸（AA）。这些母乳中的化合物被称为 ω-3 长链多不饱和脂肪酸，它们会被运输到大脑中，最终在这里为细胞提供结构支持。ω-3 脂肪酸只在母乳中含量丰富，在牛奶或婴儿配方奶粉中则不是（尽管有些现在补充了 DHA）。

是母乳中的 DHA 和其他 ω-3 脂肪酸导致了智商的差异吗？这可能取决于妈妈在日常饮食中摄取这些脂肪酸的含量。对于爱吃鱼的人，母乳中含有的 ω-3 脂肪酸的含量比那些坚持吃其他肉类和马铃薯的人多 20 倍。测试 DHA 是否有特殊效果的一种方法是给母乳喂养的妇女开 DHA 处方，同时限制她们的饮食，然后比较她们

与那些不吃药（或吃鱼）的女性的结果有何不同。一个研究小组将
志愿者分成数组，在产后头 12 周内让她们服用不同剂量的 DHA 补
充剂。在研究结束时，母亲服用 DHA 含量最多的婴儿在一岁时智
力发育测试得分最高，但在两岁时与其他组的结果没有明显差异，
这可能是由于其他因素对结果造成了干扰。

　　对于支持母亲摄入 DHA 的观点来说，许多研究做得并不很好。
一项研究发现 DHA 和 9 个月大的女孩智商之间存在正相关，但在
4 个月大的时候情况却不是这样的。贝勒医学院的一个研究小组发
现两岁半大的宝宝，如果妈妈在母乳喂养时摄取了 200 毫克 DHA，
那么他们比那些没有服用补充剂而进行母乳喂养的妈妈的孩子，拥
有更好的运动技能。5 岁时，他们的持续注意力更强。奇怪的是，
他们在更小的时候表现没有什么不同，也许是因为这些能力直到后
来才会"在线"吧。挪威的妈妈从妊娠 18 周到产后 3 个月，每天
从鳕鱼肝丸中摄入 1 200 毫克的 DHA。服用 DHA 药丸的学龄前儿
童在发育测试中得分较高，但是我们无法判断出这种提升发生在产
前还是产后。

　　只有到 9 岁左右，一个人的智商得分才能预测他成年时的情况。
也就是说，由于一项研究无法持续数十年，研究人员仍然无法确定
母乳中（或添加到配方奶粉中）的 ω-3 脂肪酸是否有助于提高长
期的认知。无论有没有吃鱼类食物或补充剂，母乳对大脑发育的促
进效果，很可能会随着时间的推移被稀释。

　　研究发现母乳喂养的婴儿，只有当他们的基因能够有效地处理
ω-3 脂肪酸时，才会变得更聪明。这使真相变得更加扑朔迷离。伦

敦国王学院的研究人员选定了一种名为 FADS2 的基因，它参与鱼油和其他脂肪酸的代谢。他们的研究结果显示，如果一个婴儿有这个基因的 C 变体，母乳就能让他比喝配方奶的宝宝更聪明。而且造成的差异也是惊人的，平均提升近 7 分的智商！大约 90% 的人会有 C 变体。如果宝宝恰巧拥有不太常见的 G 变体基因，那么即使他不喝母乳，智商也不会下降。这是一个基因与环境相互作用的很好例子。不幸的是，最近的一项随访研究并没有得出同样的结论，而是发现拥有 G 变体的宝宝才是那些能通过喝母乳提升智力的人。更多的研究还在进行中。

对于早产儿来说，母乳对智商的提升更为明显，因为他们的大脑对营养状况非常敏感。一项针对 9 岁早产儿的研究发现，即使在考虑了产妇智商的因素后，母乳喂养孩子的智商得分还要比配方奶喂养的同龄人多 8 分。通过使用核磁共振扫描来检测他们的大脑，研究人员发现，对于所有的孩子（尤其是男孩），母乳对大脑中白质的生长会有影响。作为婴儿，饮食中的母乳比例越高，在青少年时期大脑中白质的含量就越多，在智力测试中的得分也越高。有趣的是，母乳的成分会根据需要而变化，而且早产儿比足月的婴儿需要的母乳更多。出于母性本能，早产儿的初乳中会含有更多的 ω-3 脂肪酸。

ω-3 脂肪酸并不是唯一能够促进脑部发育的食物。母乳中还掺入了脑部促进激素和神经生长的因子。例如，唾液酸存在于树突中，它们是思想和记忆的神经基础。母乳也与胆固醇密切相关，胆固醇形成髓磷脂，它是大脑白质的一部分。髓鞘包裹着神经元，保护着它们，通过使它们绝缘而提高信号传递的速度。髓磷脂是一种胶质细胞的产物，在爱因斯坦的大脑中发现了惊人的含量。以上成分在配方奶粉中并不存在。

如果发现母乳中含有某种神奇的物质，我并不会感到惊讶。在智商提升的背后，还有比物质基础更为简单的原因。我敢打赌时间和注意力都与智商提高有关。母乳喂养并不是件简单的事：每周哺乳 7 天，每天 8 次或更多，每次 15 分钟左右。那些认为在孩子出生后头 6 个月到一年都应该亲自给孩子哺乳的妈妈们，可能也会投入大量时间、资源和精力把孩子养到 18 岁（那些没有进行母乳喂养的妈妈不会这样）。母乳喂养的妈妈会发现自己正在抚摸着宝宝，为他唱歌，并用妈妈语和他聊天。这种身体和情绪的刺激与婴儿的智力发育有关吗？也许吧。也许这种刺激会调节某些基因的表达方式，就像它可以让老鼠经常舔舐和清洁自己一样。也许亲密关系会增强孩子的自信心，使他们在标准化的智商测试中增加一两分。

我所知道的是，我的宝宝非常贪吃。我进行母乳喂养的时间经常比预期更长，并且大部分时间她都得到了我一心一意的感情关注。我发誓这个小吸奶器已经学会如何挤奶了。

现在她很聪明。

哺乳是否真的会导致乳房下垂？

在电视中播出的一组青少年怀孕的真实故事中，一个活泼可爱的啦啦队长向产科医生求助说："我不会给宝宝喂奶的，美乳对我很重要。"医生转向她，用母亲对孩子说话的语气说："不，母乳喂

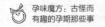

養不会让你的乳房下垂，怀孕才会。"

　　有一半关于乳房下垂的研究可以证明这位医生的话是正确的。在一项研究中，四分之三的女性在怀孕后感到乳房没有以前紧实，但是这在母乳喂养的妇女和没有母乳喂养的妇女中没有区别。在另一项研究中，整形外科医生测量了近100名妈妈乳房下垂的程度，其中约一半的妈妈进行了母乳喂养。年龄、体重、怀孕次数、较大的孕前胸罩尺寸和吸烟都被确定为引起乳房下垂的显著因素，而母乳喂养不包括在内。

　　我并不完全相信母乳喂养永远不会造成乳房下垂，因为额外的母乳重量必定会造成一定的影响，但怀孕是罪魁祸首，这是有道理的。我们的乳房经历了9个月的大幅增长。在孕酮、催乳素和催乳素原的影响下，乳腺小叶和导管不断生长为一片繁茂的森林。当我们停止为乳房提供这些激素时，也就是当我们生完孩子或断奶后，乳腺小叶就会萎缩，导管也会干涸。那些被强大增长物所挤占过的脂肪组织，并没有全部恢复原貌，于是就出现了塌陷。

　　怀孕就是如此，怀孕次数越多，乳房下垂越严重。但年龄、体重、雌激素的丧失也会导致乳房下垂。戴一个好的胸罩吧。乳房下垂确实是会发生的。

母乳可以调节宝宝的情绪吗？

　　不久前，保姆给我的女儿喂了一些我吸出并储存在冰箱里的母乳。母乳已经放置了几个星期。我记得那是在一个温暖的初秋夜晚，

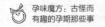

我在与朋友电话聊天时收集了这些母乳。我们为朋友能到南方女子
图书俱乐部任职而欢呼。我为自己有一个如此可爱的宝宝而沾沾自
喜，那时她只有几周大。那晚我的乳房就像喷泉那样不断流出乳汁。
我的瓶子被乳汁充满了。保姆把乳汁冻了起来，并用它来喂现在已
3 个月大的宝宝。保姆说宝宝喝完一大瓶母乳后，心情很愉快，还
给了她一个梦幻般的微笑，并在她的怀里进入了梦乡。如果我们的
孩子不是在睡前如此安静，这就没有什么值得注意了。"哇，我们
给她灌了药。"我兴奋地说。

　　母乳中可能含有"操控"宝宝情绪的信息，我对这一想法感到
十分着迷。为什么不是这样呢？在过去的几年里，这个问题引起了
一些科学家的好奇。这是一个新的研究领域，但他们已经找到的一
些证据表明，母乳中的激素和其他化合物可能会被吸收进入宝宝的
血液中，穿过血脑屏障，影响宝宝的行为。这些激素可能携带着与
环境相关的信息，包括母亲的情绪和状态、整个世界大致是怎样的，
而且还可能会告诉宝宝应该如何采取行动。

　　母乳传递给宝宝的最简单的信息可能是生命的节律，告诉她现
在是白天还是夜晚。早晨母乳的分泌量最大。与白天分泌的母乳不
同，在晚上分泌的母乳中，脂肪含量较高，含有由母亲的松果体释
放的激素褪黑素。随着黑夜的降临，褪黑素水平会上升。褪黑素使
宝宝放松。它让宝宝进入了一个满脸通红、嘴巴微张的昏昏沉沉的
状态中。这是母乳中含有的设置生物钟的褪黑素和被称为核苷酸的
昼夜敏感分子作用的结果。因此，母乳喂养的婴儿一般也比配方奶
喂养的同龄人在夜晚睡得更香。

　　有趣的是，当我们大笑时，母乳中也会出现更多的褪黑素。免疫学家藤本昭和（Hajime Kimata）招募了近90名哺乳的妈妈和她们那些有过敏症的孩子，并让他们中的一半人观看卓别林的电影，而另一半人观看关于天气的视频。日本妈妈喜欢卓别林，她们在整个观看过程中一直咯咯地笑。她们的母乳是按设定的时间间隔收集的，褪黑素在一天中不同时间的含量也会被测量。结果表明，观看卓别林电影的那些大笑过的妈妈，母乳中褪黑素水平明显高于观看天气视频的妈妈。同时，那些喝了"笑乳"的婴儿对尘螨和其他过敏原的过敏反应也显著降低了。藤本昭和认为是母乳中的褪黑素安抚了婴儿，并改造了他们的免疫系统。

　　含有褪黑素的母乳，味道是醇厚的。在那个温暖的秋夜里，当我在电话里和朋友一起大笑时，我吸出来的母乳中就会有更多的褪黑素。它对我的宝宝来说意味着抚慰和睡眠。宇宙中一切都很好，是时候休息了。

　　一个忙碌的、有压力的妈妈会向她的宝宝发出一个非常不同的信号。她会通过皮质醇激素发送警惕和危险信号。皮质醇从肾上腺分泌之后，进入血液和母乳中。就像褪黑素一样，它能够穿过宝宝的血脑屏障。调节行为和情感的大脑边缘区域（尤其是杏仁核），对于皮质醇是敏感的，就好像诗人对霹雳般的闪电那样敏感。根据劳拉·格林（Laura Glynn）和她的同事在加利福尼亚大学欧文分校的一项研究，对于母乳喂养两个月大的孩子，如果妈妈的压力过大，婴儿就会更容易对陌生的地方和事物感到焦虑和恐惧，正如妈妈对婴儿行为进行的标准化测试所显示的那样。婴儿可能会在听到突如其来的噪声时受到惊吓，也更有可能在自己一个人时发脾气。压力存在于母乳之中。当有着同样高皮质醇水平的妈妈用配方奶喂养婴儿时，那些妈妈并没有发现宝宝的行为有什么异样。求救信号不在奶瓶里，而在母乳里。

母乳似乎有可能让宝宝处于危险之中，这是多么可怕呀，好像母乳是用浓咖啡冲泡的一样！但是，这真的很糟糕吗？从进化的角度来看，并不是这样。我们生存进化的世界有着目光坚毅的掠食者、复仇的敌人、狡猾的群居动物和糟糕的天气。如果你是一个在不稳定的环境中成长的宝宝，那么必要时有一点焦虑对你是有好处的。一滴稳定的皮质醇会使你更加警惕、谨慎、害怕新的噪声和陌生人，这些行为可以保护你免受伤害。当然，不同皮质醇的量造成的结果差异很大。如果在母乳中只有适量的皮质醇，它可能帮助新生儿调节神经系统，让宝宝对压力更耐受。皮质醇对不同性别的影响也可能有不同。对于猴子而言，含有高水平皮质醇的母乳，会使雄性宝宝更有信心，但对雌性宝宝没有作用。

新生儿还能根据母乳中营养的状况快速了解世界。在加州大学戴维斯分校对猕猴进行的一项有趣研究中，出生后不久的猴宝宝会根据母乳中热量和脂肪的含量对自己的行为和气质进行调整。无论社会地位如何，体重更大的、以前怀孕过的妈妈比起体重轻、经验少的妈妈产生更多的母乳，母乳中也含有更多的能量。喝营养丰富的优质母乳的宝宝更自信，更好奇，也更活跃。这些猴宝宝会探索周围的每一个角落和缝隙。它们很有趣，善于交际，比同龄者能够更好地应对与妈妈分离和其他有压力的情况。研究人员推测婴儿调整自己的行为模式是为了节约能量。母乳中营养越少，宝宝就会越紧张、越压抑，坐着不动的时间也会更长。这大概是因为能量更多地用于生长和维持生命了吧。这些模式在宝宝生命的第一周里建立，并且影响了未来猴宝宝的行为和性格。

母乳的数量和质量是否影响人类婴儿还是个未知的和有争议的问题。含有更多热量的母乳能够解释为什么第二个孩子比第一个孩子更愿意冒险吗？关于富裕国家与贫穷国家母乳质量的比较在群体水平上意味着什么？也许这确实意味着什么，也许什么也说明不了。科学家认为遗传因素或母亲的性格可能解释一些行为差异。也许对于体重更轻、经验更少的妈妈，母乳中的皮质醇水平也不同。

当然，饮食也可能影响情绪、母乳或母乳中的情绪。食物中的分子会进入我们的母乳中。虽然母乳本身不易产生过敏，但这些外来的分子可能会使婴儿变得挑剔（西兰花、咖啡、香料、柑橘、坚果奶酪和牛奶是常见的原因）。咖啡因可能会让宝宝变得更聪明或更活跃。母乳中的酒精给宝宝增添了风趣（甚至母亲只饮用一杯酒，就可以在宝宝的呼吸中闻到酒精味），还可能扰乱他的睡眠模式，使他更加烦躁。

婴儿会根据他们所喝母乳中的激素和营养含量调整自己的情绪和性格，这种想法很吸引人。如果我能改变母乳的配方，那么每当我想让女儿进入美妙的褪黑素增强的梦乡时，我都会大笑。我会添加一滴皮质醇来强化她的神经，但不至于太多而对它们造成伤害。我的乳汁会很丰富，足够让她的身体知道她会有充沛的精力去探索。她的世界将成为牛奶和蜂蜜的土地。

我们的汗液很性感吗？

　　母乳影响宝宝的情绪是一回事，但要让陌生人的情绪也受到影响，应该怎么办呢？看吧，这就是力量。奇怪而真实的事情是：美国芝加哥大学大脑和生物学研究所的一个生物学家小组招募了正在哺乳的妈妈，并让她们把衬垫放在她们的乳头上和腋下，以便收集乳汁和汗液。之后，没有子女的女性志愿者被要求每天早晚闻一闻衬垫。这样连续进行了几个月。闻衬垫的人会记录下她们的性冲动和性幻想。她们并不知道自己吸入的是什么物质。

　　在研究的第二个月，闻母乳喂养妈妈的衬垫的小组和闻安慰剂的对照组之间的差异是显著的。根据心理测试的结果，在定期接触乳房和乳头分泌物的妇女中，有固定性伴侣的妇女性欲增加了24%，而没有性伴侣的女性性幻想增加了17%。性欲较高的状态一直会持续到女性月经周期的后半阶段，此时性欲通常会下降。

　　"催情作用"的进化目的是未知的，但它可能与祖先环境中的同步分娩有关。如果母乳喂养的气味能够潜意识地唤醒母系社区中的其他女性，她的女性朋友和亲戚就更可能怀孕并在同一时间分娩。这些母亲会相互支持，增加孩子的生存机会。在过去，当食物资源不稳定时，母乳喂养的气味可能会向其他女性发出信号，用热情的话语告诉她们：这是一个安全的怀孕时间。看吧，我做到了，所以你也可以。

　　如果母乳喂养的气味使妇女更具有母性，也许这种气味也会推动男人更具有好父亲的特征（更多研究正在进行中）。然后每个人都会感到兴奋，也许除了新妈妈。

> 我是一个嵌合体。
>
> ——沃尔特·惠特曼

婴儿在我们体内留下了什么，这些东西又在做什么？

我的宝宝不再是新生儿，现在已经三个月大了。她出生的那天，树上的叶子很绿，闪闪发光，但现在叶子已经变成黄色和红色的了。慢下来，停下来！我把夏天那些令人眼花缭乱的照片翻了出来。照片中，我穿着宽大的裤子，扎着马尾辫，背着婴儿背带，站在一棵耀眼的玉兰树下；丈夫把宝宝搂在自己怀里。那时宝贝是那么小，她正穿着在她出生几个月前就被清洗干净了的新衣服。大家对她的到来充满着奇妙的期待。很快，她就能学会爬，长出牙，学会走路，然后去上大学或是走进任何她想要的生活中去。

对于我们这些怀旧的母亲来说，在脐带被剪断之后，宝宝仍将永远是我们的一部分，就像我们的一部分将永远在宝宝身边那样。而这些对我们又会是怎样的慰藉呢？我不是在谈论母亲和孩子之间的情感纽带，这是我唯一希望可以留下的东西。我的意思是，只要我们活着，宝宝的一些细胞就可能在我们的血液中循环流动。它们可能会在我们的脊髓、皮肤、肺、甲状腺、肝脏、肠、宫颈、胆囊、脾脏、淋巴结和血管中居住下来。是的，宝宝的细胞也可以永远活在我们的心里和思想中，至少从表面上看是这样的。

　　这就是实际发生的事。在怀孕期间，细胞潜入胎盘。胎儿的细胞会进入母体，母亲的细胞也会进入胎儿体内。怀孕后 4 周，婴儿的细胞在妈妈的血液中就可以被检测到，第 13 周时母亲的细胞在她的胎儿体内就可以被检测到。在孕早期，你身体中每 5 万个细胞就有一个将来自宝宝（这就是一些无创性产前检查能够查出遗传性疾病的原因）。在孕中晚期，每 1 000 个母体细胞中最多能有一个胎儿细胞。大约在宝宝出生时，母亲血浆中 6% 的 DNA 不是自己的，而是来自于胎儿。其中，胎儿的一些细胞将会长期在你身体里存在。通常情况下，妈妈们对此都是可以耐受的。我们的免疫系统通常能学会容忍我们孩子的细胞。这就是为什么母亲和孩子之间的皮肤和器官移植成功率高于父亲和孩子之间的原因。

　　当然，我们爱八卦的妈妈们想知道孩子的细胞在我们体内闲逛时，究竟在做什么？它们只是在我们的身体里消磨时间吗？它们是妈妈的小帮手，还是计划着反叛的叛军呢？

　　当胎儿细胞起好作用的时候，它们非常有益。它们可能会降低我们得乳腺癌的风险。哈钦森癌症研究中心的 J. 李·纳尔逊（J.Lee Nelson）和 V.K. 加迪（V.K. Gadi）研究发现，胎儿细胞在没有得乳腺癌的女性乳房组织中比在得乳腺癌女性乳房中出现的频率更高（分别为 43% 和 14%）。科学家们提出假设，婴儿的细胞含有来自父亲的外来 DNA，这足以刺激母亲产生持久的免疫力来抑制癌细胞的生长。这些细胞引导母亲去攻击外来者，而不是母亲自己。这也许可以解释自身免疫性疾病如类风湿性关节炎和多发性硬化症在怀孕期间和之后的一段时间内会有所改善的原因。女性体内的胎

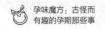

儿细胞越多，疾病的活动性就越低。

胎儿的细胞中有些是干细胞。干细胞具有不可思议的特性：它们可以变成其他类型的细胞（这一过程称为分化），如肝脏、心脏或大脑细胞，并成为这些器官的一部分。胎儿干细胞可以迁移到受损部位。例如，它们在病变的甲状腺和肝脏组织中存在，并能变成甲状腺和肝细胞。它们能够在特殊的治疗方法中修复损伤，填充受损部位吗？目前的答案是肯定的。胎儿细胞可能会修复和恢复我们的活力。

接下来，大脑中也有宝宝的身影。这真是令人吃惊的事情。最近研究人员通过对老鼠进行研究发现，来自胎儿的细胞可以穿过母鼠的血脑屏障，在母鼠大脑的记忆区域海马体中产生新的神经元。我们有理由相信这些也会发生在人类身上。这也非常真实地意味着，宝宝将自己融入了我们的大脑回路中。这是否有助于解释新妈妈能长出新灰质的原因呢？研究人员兴奋地设想利用胎儿细胞促进大脑发育，治愈神经退行性疾病并扭转衰老。也许胎儿细胞才是青春的真正源泉。

当胎儿细胞起好作用的时候，一切都很好，但在起坏作用的时候，它们也是可怕的。胎儿细胞会在避免癌症时给我们提供帮助，但它们也并不是那么天真无邪。虽然胎儿细胞可能会刺激免疫系统变得更加警惕，但它们也可能会使免疫系统变得过于激进。我们的身体可能会决定攻击体内的胎儿细胞，并在交火中轰炸我们自己的健康细胞。胎儿细胞这个小叛徒本身也可能会攻击我们。这些战斗的导火线是未知的，但后果是使我们可能会患上自身免疫性疾病，如结节病和红斑狼疮。

在婴儿体内循环的母体细胞是不可预测的。胎儿体内几乎每 100 个细胞中就有一个来自他的母亲。虽然出生后这一比例猛跌至十万分之一，但这些细胞足以作为妈妈的代表了。它们躲在宝宝的组织中，还能通过母乳中不断涌入血液的逃亡者进行更新。妈妈的细胞总是好管闲事。一些研究人员认为它们可以训练和塑造宝宝的免疫系统，甚至可以降低宝宝过敏的风险。它们也是治疗师。比如，有证据表明在青少年糖尿病患者中，孕产妇的干细胞可以变形为能够增殖和修复受损组织的细胞，并产生胰岛素。就像母亲体内的胎儿细胞一样，孩子体内的母亲细胞可能会引起自身免疫问题。

当人体内有不止一个人的细胞时，这种机体被称作微嵌合体。微嵌合体的说法起源于希腊动物喀迈拉（Chimera）的神话。喀迈拉由多种动物的不同部分组成。从某种意义上说，作为母亲的我们也是如此。有多少人会把 DNA 遗留在我们体内？我们曾经怀过的宝宝，还有那些在我们不知道的情况下流产的宝宝。儿子把他们的 Y 染色体基因留给我们。大一些孩子的细胞流入我们的血液，又可以传递给我们更小的孩子。如果我们有一个年长的兄弟姐妹，那么这个年长的兄弟姐妹的细胞可能就在我们身上。我母亲的细胞在我体内，我女儿的细胞也是，我女儿细胞的一半也来自她的父亲。

"哈！"当我分享这个消息的时候，我丈夫哈哈大笑，"这意味着我也在你身边。"这是值得的。毕竟，这些 DNA 中的一部分可能会存在于我的大脑中。

这也是一件很美好的事。在产后的很长一段时间里，妈妈们继

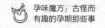
续在身体里带着她们的孩子。不夸张地说，宝宝已成为我的一部分，而且她还以我还无法理解的方式改变了我。我的自我意识有所扩大（不只是我的腰围）。我们之间的屏障已经瓦解，界限不再固定。妈妈一定是很多人的嵌合体。

这就是当妈妈的乐趣。

第 9 章

科学研究得来的知识：
实用技巧汇总

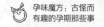
把孕吐作为饮食指导

恶心和呕吐确实破坏食欲，但是我们可以把孕早期的晨吐（实际上不分昼夜）当做保护胚胎的方法。对于拥有成熟的免疫系统的人来说的，大多数毒素在微小剂量的时候是可以耐受的。而胚胎是没有这种能力的，它需要被保护。而最好的保护胚胎的方法就是让妈妈恶心、呕吐，厌恶一些食物。最不容易引起恶心的食物（包含了最少的天然毒素）就是简单的碳水化合物、谷物和淀粉。（想想小朋友喜欢吃什么就行。）富含 B 族维生素和其他维生素、矿物质的食物（在孕早期之后更容易被接受）可以帮助胚胎发育，甚至可以修复表观遗传效应造成的损害。

希望准爸爸也有怀孕反应

每十个准爸爸里面会有九个出现至少一项准妈妈的怀孕反应，比如情绪改变、恶心、呕吐、对某种食物的偏好或者厌恶、有点肿。这些问题经常会在孕早期出现，在孕中期好转，然后在孕晚期又出现反复。大概一半的准爸爸会增长 30 磅甚至更多的腹部脂肪。这并不只是同情心在作怪，幕后推手其实是催乳素这种激素。准爸爸会有比较高的催乳素水平，就像准妈妈那样。这会使他们懒散、敏感，容易增长体重。与那些催乳素水平低或者没有改变的准爸爸相比，催乳素水平高的准爸爸会是更愿意带娃的爸爸。在新爸爸之中，高催乳素的爸爸比低催乳素的爸爸更愿意陪伴宝宝，情感上也更投入。妈妈们可以期待这种激素的变化会持续到生产之后 4~7 周。

准备好做一个新的自己

怀孕期间你的变化可不仅仅是体重增加这么简单。你不仅会看上去不一样,还会闻上去不一样,这是身体产生的激素和其他化学成分带来的结果。你喜欢的食物可能会变得不可口了,你对气味更加敏感了。你会更容易与其他女性相处,你还会发现自己拥有解读他人情绪的新技能。原来你认为非常迷人的脸蛋会失去吸引力,你更容易被看上去健康的人或者跟家人比较相似的人所吸引。通俗一点说,你可能还会在无意之中对陌生人产生偏见。像食物和气味一样,在孕早期对某些人的厌恶感也会达到顶峰。你会用崭新的视角来看待世界,你会特别注意自己的安全性和舒适度。

准备好"孕傻"

你的关注点会改变,所以你会更容易忘记应该记住的细节,可能会认为自己"孕傻"了。很多(并非全部)研究都发现怀孕可以降低即时的和延时的记忆力。你可能忘记计划做的事情,比如每天吃孕期维生素或者回家路上去超市买什么东西。你还可能很难回忆街道名称、诗的段落,以及站在你面前人的名字。有的研究发现怀女孩的准妈妈比怀男孩的准妈妈表现出的"孕傻"更严重一些。

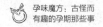

使用你最新获得的读心术

孕妈妈更容易读懂其他人的情绪——尤其是焦虑和愤怒。研究者称，这应该是进化适应的结果，可以使准妈妈对情绪更敏感，对于可能出现的威胁、进攻和传染源比较警觉。我们更容易分辨出谁可能帮助我们，谁可能伤害我们。有读心技能的妈妈所生的宝宝都会有一个优势，就是在宝宝表达需求和愿望时妈妈能够读懂。准妈妈这种情感智慧可以使她们获得更多帮助，还会强化、拓展社交网络。

准备好对丈夫的味道产生反感

怀孕之前，你可能特别喜欢丈夫的体味，这实际是生物学意义上的相容性，意味着他的免疫系统基因与你自己的相适应。但是在怀孕期间（服用口服避孕药也同样）这种倾向性就颠倒了。这要归咎于激素的变化。与排卵相关的激素会使与你气味不同的男人更吸引你。而在怀孕期间，这类激素却受到了抑制。你的嗅觉也在孕激素的影响下改变了。孕激素是在怀孕期间和服用口服避孕药期间含量特别高的激素。孕激素与亲密关系有关，会使我们与血亲更亲近。怀孕会使我们更喜欢血亲而不是准爸爸吗？在生产和养育宝宝方面，古代时的父母、兄弟姐妹、堂（表）兄弟姐妹、叔叔、阿姨会比孩子的爸爸提供更多的帮助。

拥抱你的噩梦吧

准备做更多奇怪的梦吧,这是激素和打乱的睡眠节奏惹的祸。(你也要准备好做更多噩梦,并将做梦当成件好事。)做梦的目的可能是帮助我们解决内心的冲突,加工新的信息,这也是当生活方式改变时更容易做梦的原因。做梦的孕妇比不常做梦的孕妇产程更短,平均会缩短一个小时。在那些做梦的孕妇里,做噩梦的孕妇比只做美梦的孕妇产程更短。而且怀孕期间做噩梦的孕妇不容易得产后抑郁。

你可能会在不知不觉中影响宝宝的性别

注意,这仅仅是在不知不觉之中,是很细微的影响,并不是绝对的影响。对男性胚胎和女性胚胎有利的环境不同。特别瘦的女性更容易怀女孩,强势的女性更容易怀男孩。已婚的、跟爱人住在一起的女性更容易怀男孩,而单亲妈妈更容易怀女孩。富裕国家的女性生男孩更多一些,贫穷国家的女性生女孩更多一些。身材高大的父母更容易怀男孩,身材矮小的父母更容易怀女孩。嫁给亿万富翁的女性更容易生男孩。我们的激素水平上下波动,我们的体重也是如此。我们身体的化学物质也时时刻刻地发生着变化。所有这些变化都会对宝宝的性别产生非常细微地影响,但是我们难以量化和计算这些影响。

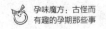

好好吃饭，因为你吃的东西（或者不吃的东西）都会影响宝宝的，甚至孙辈的基因

一些食物中含有的化学物质（称为甲基化物质）可以附着在胎儿的基因上，调控基因的表达。大豆制品、绿色蔬菜、肉类、肝类、贝壳类、牛奶、葵花籽、面包酵母、甜菜、小麦、蛋黄、大豆、菠菜含有能发挥这种作用的化学物质。加入甲基化物质可以降低基因表达水平（甲基化），另一些物质还可能去掉甲基（去甲基化）。这就像把音量开关调高或调低，打开或关上。富含 ω-3 的鱼类可以促进胎儿大脑发育。过多摄入脂肪可以使宝宝一辈子都吃得过多。

不要过度使用维生素

怀孕期间服用过多的维生素可能是有害的，因为这会改变宝宝基因的表达。怀孕期间过多补充叶酸和 B 族维生素与哮喘发生概率增加有关。一些专家担心过度使用多种维生素，会通过表观遗传效应，使儿童更易出现肥胖和患上代谢综合征。当给老鼠喂食过多的多种维生素时，它们的后代长大后更容易感到饥饿，而且控制食物摄入的能力也差。准备怀孕的妈妈如果摄入了大剂量的维生素 E，宝宝患先天性心脏病的风险就会增加 5~9 倍。在胎儿发育的敏感阶段过多服用叶酸、维生素 B_{12}、大豆提取物等化学物质时，后代患哮喘及其他并发症的风险也会增加。这些物质可以改变基因的表达。

我们必须了解正确的剂量和服用时间，否则治疗疾病的药物也可能
变成毒药。

给宝宝吃鱼

吃富含 ω-3 的、绿色低汞低毒素的鱼类，比如三文鱼、沙丁鱼、
凤尾鱼可以降低汞过量的风险。许多研究指出鱼里含有的 ω-3 脂
肪酸对大脑有益处。哈佛大学的研究显示，每周吃两次以上鱼的妈
妈所生的孩子在认知能力测验中表现优秀，与妈妈体内的汞水平无
关。还有，鱼肉中 ω-3 脂肪酸与我们大脑中的 ω-3 脂肪酸十分相似，
比所有其他食物都更相似。也有研究发现 ω-3 改善女孩的成绩更
明显，比对男孩的成绩影响大两倍。

丰富宝宝的味蕾

你所吃的食物可以影响羊水的味道。甜的、辣的、蒜味、苦的
食物……你品尝什么，你的宝宝就品尝什么。动物实验表明，我们
知道宝宝在子宫内就可以感知，对不同味道的喜好不同。宝宝在子
宫内体验的味道可以导致大脑结构发生变化，使他们在出生之后对
这种味道更敏感。宝宝甚至也会习惯酒和烟的味道。这些喜好可能
会持续终生。

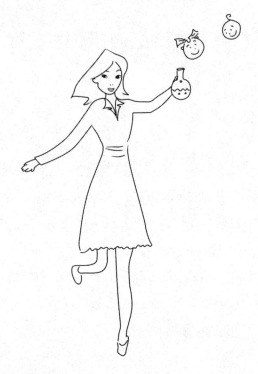

别吃两个人的量

怀孕期间，把体重增加控制在 25~35 磅比较合适。也就是说，孕早期每天的能量可增加 100 卡，相当于一根香蕉的热量；孕中晚期增加 200~300 卡，相当于两到三根香蕉的热量。如此而已。如果怀孕期间吃得太多，不仅会有妊娠糖尿病的风险，还容易出现难产、妊娠高血压，以及巨大儿引起的剖官产。当然，早产儿的风险也同样会增加。怀孕前的体重也会影响孩子未来的行为，超重孕妇生的宝宝更容易发生注意力缺陷类疾病。更让人惊讶的是，吃得太多还会导致宝宝基因的表观遗传学改变。胎儿的基因过度表达会使食欲增加，导致宝宝吃得过多，控制代谢的能力变差。更严重的是，吃得太多还会影响孙辈的基因。

也别只吃一个人的量

每餐吃 1.1~1.2 磅食物比较合适。吃得太少可能与暴饮暴食同样危险。因为这会促使宝宝囤积每一点热量，从而使他更易肥胖，得心脏病和糖尿病。

你的体味可以在不知不觉中影响他人

到了孕晚期，你的汗液（从乳房和腋窝里分泌的）包含五种特殊的化学物质。没有人清楚为什么这些化学物质在怀孕期间会出现在汗液里，而在分娩六个月后就消失了。但是我们可以进行大胆的推测。有一种理论认为，它们可以帮助新生儿识别你，也就是他的妈妈，并帮助他找到乳头。这样他就可以在出生后很快受到照顾了。另一种理论认为，这种微妙的气味可能会潜意识地影响你的伴侣。当一个男人亲吻他怀孕的妻子，和她做爱，闻她的汗或者与她共度许多美好时光的时候，他就会感受到这些化学信号。（狗或猫也可以感受得到，这就是为什么它们如此警惕的原因。）这些化学信号一旦被人体吸收，就会在下丘脑中被进一步处理，而下丘脑是大脑中触发激素分泌的部位。这可能有助于解释为什么准爸爸的激素水平会发生变化。你体味中的化学物质可能会帮助你和伴侣在孕晚期，

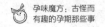
也就是宝宝即将出生的时候，建立亲密关系。

享受性爱吧，这对宝宝有好处

别担心，宝宝不会知道你在做什么。有些孕妇担心性交会导致流产或早产，或者伤害胎儿。然而在怀孕期间，性爱并不是高风险的。孕妇在怀孕期间常常感到性欲下降，性爱没有必要。而在一项研究中，60%的男性对怀孕伴侣保持着与孕前相同的性欲水平，27%的男性表达了更强烈的欲望。从进化的角度来看，怀孕期间的性爱对于母亲和宝宝是有好处的。简单地说，爸爸们能提供帮助，性能让他们陪在准妈妈身边。性也是一个练习凯格尔运动，挤压和放松盆底肌肉的好机会。这样可以缩短产程，减少并发症，降低孩子出生后母亲发生盆底肌肉松弛和尿失禁的风险。与父亲发生性行为（甚至只是口交）可能有助于避免流产，因为精液中的蛋白质可能有助于使胎儿适应你的免疫系统。

告诉爸爸，宝宝长得很像他

事实证明：男性更喜欢长得像自己的宝宝。有时候宝宝确实长得像父亲，有时候却不是，这完全是随机的。孩子越像父亲，父亲就越喜欢这个孩子。一项研究发现，父亲的容貌特征在孩子脸上的比例越高（从12.5%增加到50%时），父亲就越愿意抚养或花更多的时间和金钱在他身上，也就越不可能惩罚他。在一项研究中，研究人员发现，一个孩子的脸上必须至少有 25% 父亲的容貌特征，才可能使父亲喜欢那个孩子，而不是别的孩子。这个比例也是他和侄女、侄子、兄弟姐妹以及孙辈之间共有基因的比例。

胎儿接触的声音会成为他判断其他声音的试金石

怀孕 23 周后，胎儿就可以听到子宫外的声音了。即使一岁的孩子在出生之后没听过一首歌曲，他也会记得之前听过的歌。胎儿在子宫里越早接触充满活力的音乐，这些音乐对宝宝产生的效果就越佳。音乐也通过放松我们来直接和间接地放松胎儿。宝宝出生时，就已经知道母亲的声音和语言了，并且更喜欢它们。他会被你朗读过的书和你为他演奏的音乐所吸引。听音乐并不一定能让他变得更聪明，但熟悉的声音将是他出生后判断其他声音的试金石，帮助他在这个新奇而又陌生的世界中平静下来。

给自己施加些压力（适度的压力对胎儿有好处）

孕妇受到的压力，无论来自心理还是身体（锻炼），都对发育中的胎儿有好处，不过必须掌握好度。有几项研究发现，孕中期至晚期的产前应激与孩子出生后较高的认知和运动分数有关。与那些在怀孕九个月里没有受到什么压力的妇女相比，在孕中晚期报告自己有中度焦虑和压力的母亲生下的宝宝在脑干听觉诱发电位（BAEP）的四项测试中，有三项的神经传导速度都有所提高（脑干

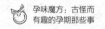
听觉诱发电位是一项更成熟的大脑功能指标）。压力激素，就像大
脑记忆区新的肥料，可以促进生长。别放弃那个主讲的好机会，保
持竞争力。不要对压力过于担心。

为了子孙，避免压力过大

过度的压力会降低宝宝的压力阈值，使他在出生后容易焦虑不
安。孕期压力过大也会使智商降低、健康状况变差。更糟糕的是，
动物研究发现，宝宝在子宫里因压力引起的基因表观遗传改变可能
会遗传给他们的后代。令人高兴的是，一些证据表明，过度产前压
力所造成的伤害可以通过婴儿对照顾者的安全依恋来逆转。

每天吃巧克力吧

一项研究发现，每天吃巧克力的孕妇生的宝宝更爱笑，更喜欢
被抚摸，对新奇事物的反应也更好。怀孕期间孕妇每天或定期吃巧
克力可以减轻胎儿的压力，改善他出生后的气质。这种效应可能是
由于巧克力能激活使大脑产生愉悦感的物质，或能够防止使大脑产
生愉悦感的化学物质分解。甜的食物还能降低先兆子痫和流产的风
险。黑巧克力是最健康的，最不容易使人发胖。如果巧克力是你唯
一的咖啡因来源，那么每天吃 10 盎司的黑巧克力应该是安全的。

采用蹲姿分娩（如果你可以的话）

几乎可以肯定的是，我们的祖先是用蹲着的姿势分娩的。蹲下来也使骨盆直径比用任何其他姿势多 20%~30%。这样还可增加腹部的压力，使我们更容易用力。与通常的卧式分娩方法相比，蹲姿分娩速度快了 25%，同时可降低会阴切开、会阴撕裂和失血的风险，减少引产的可能性，并减轻疼痛。

刺激乳房可能引发分娩

被证明的引发分娩的有效方法并不多。刺激乳头（用手、泵或嘴）可能有帮助，但只对即将分娩的孕妇是这样。刺激乳头会引起催产素分泌。催产素使子宫收缩并促使胎儿被排出母体之外。几项研究发现，这些方法确实会加强子宫收缩，加快宫颈成熟。但是，只有在接近自然分娩的时候，它们才有可能起作用。

为天黑后即将发生的分娩做好准备

分娩阵痛往往在晚上加剧，这是进化的表现，因为夜晚是我们感到最安全、最平静、最不容易分心的时候。激素对昼夜节律很敏感，在夜间达到高峰的是雌三醇和催产素。雌三醇为即将发生的分娩做准备。当雌三醇水平上升时，保持怀孕状态的孕酮水平便开始下降。混乱开始了。同时，子宫内的催产素受体在凌晨时浓度更高，

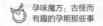

也更容易接受催产素。于是，子宫收缩，宫颈扩张。压力和分心会
提高肾上腺素水平，从而降低催产素水平，防止分娩发生。

在宝宝出生后的第一个小时内，与他进行皮肤接触

在宝宝出生后第一个小时内的黄金时段里，请把新生儿紧贴在
你赤裸的胸部，从皮肤到皮肤，从心到心。在出生后的最初时段里，
你的气味将被印刻在宝宝的记忆回路中。宝宝在出生后几分钟内就
有一种超灵敏的嗅觉，任何气味（甚至是不熟悉的气味）都将印在
他们的记忆中。当宝宝四处哭喊时，他的眼泪可能含有化学信号，
触发你潜意识中一连串的激素反应。其中两种激素是催产素和催乳
素，它们会让你分泌乳汁，提高你胸部的温度，并帮助你与新生儿
建立情感上的联系。

生完孩子后不要马上洗澡

新生儿用气味来识别他们的妈妈。你的乳房和乳头闻起来有点
像宝宝熟知的唯一环境：羊水。羊水中含有一些与乳头分泌物、母
乳和汗液相同的化学成分。这种气味能给宝宝提供一种安全感，也
许是宝宝知道你就是妈妈的第一个方法。

分娩时得到的支持越多，将来忘记疼痛的可能就越大

在分娩之后五年，约有一半的妈妈对分娩时的疼痛记忆会减轻。比起那些对疼痛记忆犹新的妈妈来说，这些忘记了疼痛的妈妈更有可能有过积极的体验。分娩后体内产生的内啡肽不仅可以帮助我们减轻或忽略此刻的疼痛，而且还可以帮助我们在以后忘记疼痛。此外，每次我们想到分娩的经历，都会产生积极的记忆，这些记忆会不断涌现。

享受你的新神经元

分娩后，你的大脑会立即经历一次大规模的改造。在刚刚结束分娩的女性大脑中，研究人员发现，在与计划和执行、动机和奖赏、知觉和感官整合有关的区域出现了新的灰质。看、抚摸、嗅闻新生儿，甚至哺乳，都有助于刺激新神经元的生长。妈妈的大脑对新生儿上瘾了。在某些方面，这是一个比较积极的大脑，一个更专注于宝宝安全和幸福的大脑。你可能会忘记其他的事情（购物清单、名字），因为你的大脑可能更专注于宝宝。

调节你的大脑奖赏回路

宝宝的微笑有不可取代的作用：激活由多巴胺驱动的大脑奖赏回路，以及与依恋相关的区域。对大多数新妈妈来说，尤其是在产

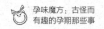
后几个月里，没有什么比宝宝的笑容更有意义的了。制作一本有宝宝笑容的纪念册，把照片蒙太奇处理后作为你的屏幕保护图像。当你需要刺激的时候这些就会开启那些大脑奖赏回路。

宠爱宝宝吧，他现在被对待的方式是他将来生活的基础

婴儿期是宝宝对世界形成印象的时期。这些印象是心理和生理上的，因为早期关爱宝宝的次数对基因有表观遗传效应。动物研究发现，宝宝早期得到的爱和养育越多，产生压力激素的受体就会越多，对压力的耐受性也越高。当她成为母亲时，也会越有母性，越会养育自己的宝宝。那些受母亲关爱更多的妇女的某些大脑区域（能帮助她们理解自己孩子的想法和心理状态的区域）更加活跃、灰质数量更多。对人类来说，最易受影响的时间可能是生命的头三年。

精通妈妈的语言

当我们用妈妈的语言和宝宝说话时（用缓慢、简单、重复的方式讲话，并把夸张的元音用高音说出来），他们会学得更好。妈妈的语言会帮助吸引宝宝的注意力，他们学习语言的速度会更快，也会积累更大的词汇量。冗长、缓慢、句式延展的语言能够帮助宝宝找到元音，并辨别一个单词的起始和另一个单词的结尾位置。

用母乳营养婴儿的大脑和胃

每滴母乳中就有 100 万个具有攻击性的白细胞。和红色血液一样，它含有激素、免疫因子、维生素和从你的血液中获取的矿物质。母乳的免疫功能专门防止入侵者悄悄潜入有漏洞的胃肠道。母乳喂养的婴儿患感染性腹泻的概率要低 10 倍，因为他们的肠壁确实被母乳中的抗菌物质覆盖了。母乳喂养的婴儿智商平均高出近 7%，但其原因尚不清楚，这可能与母亲的教育有关。尽管如此，母乳中含有激素、ω-3 脂肪酸和神经生长因子。这些物质被婴儿的血液吸收，并可能影响他们大脑的发育。美国儿科学会推荐母乳喂养时间为一年。

了解你在母乳中传递的信息

母乳中的激素和其他化合物可能被吸收到哺乳宝宝的血液中，穿过血脑屏障，影响宝宝的行为。这些激素可能传递着环境、你的情绪和状态，甚至整个世界的信息。在夜晚，母乳中含有褪黑素，这是一种能使婴儿放松并帮助他休息和恢复健康的激素。在爱笑的妇女母乳中褪黑素的水平也更高。当我们忙碌而紧张时，母乳中就会含有皮质醇。母乳中适量的应激激素可能对宝宝的神经系统有好处，会使他更警觉，甚至更能承受压力。但如果过量的话，皮质醇可能会使宝宝紧张、提心吊胆，并发脾气。

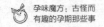

我们都是嵌合体

嵌合体是一种由多种动物的不同部分组成的动物，我们似乎也是如此。我们宝宝的一些细胞已经潜入胎盘。在那里，这些细胞可能在我们的血液中循环，或者在我们的器官中存活下来。胎儿细胞可能保护我们免受某些疾病的影响，包括癌症。宝宝的细胞也可能存在于我们的大脑中，并影响我们的行为（也许包括我们作为母亲的大脑），同时以科学尚未揭秘的方式进行着。